W0247324

Feichtinger / Niedan-Feichtinger
Entschlacken. Gesund abnehmen.
Schlank bleiben

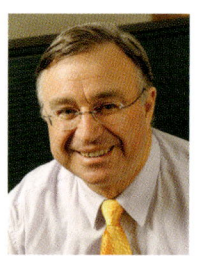

Thomas Feichtinger wurde 1946 in Salzburg geboren und lebt in Zell am See. Er war Lehrer und wurde wegen einer schweren Krankheit 1990 frühpensioniert. Die Bewältigung der Krankheit – u. a. mithilfe der Mineralstoffe nach Dr. Schüßler – dauerte Jahre. Neben Lehrgängen in der Mineralstofflehre nach Dr. Schüßler und der damit eng verknüpften Antlitzanalyse nach Kurt Hickethier absolvierte er eine Ausbildung in Existenzanalyse und Gestalttherapie. Heute arbeitet er u. a. in der Erwachsenenbildung und Einzelberatung sowie als erfolgreicher Buchautor.

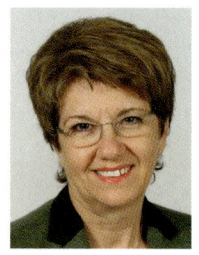

Susana Niedan-Feichtinger wurde 1953 in Buenos Aires geboren. Sie studierte Pharmazie in Wien und ist heute Inhaberin der Adler Apotheke und der Adler Pharma® in Zell am See. Da eines ihrer Kinder an Neurodermitis erkrankte, begann sie, sich intensiv mit Naturheilkunde auseinanderzusetzen. Insbesondere arbeitet sie mit Blütenessenzen nach Dr. Bach, Homöopathie und Naturheilweisen. Ihr Ziel ist es, die Heilweise im medizinischen Bereich als eigenständige Heilweise zu etablieren und im Apothekenbereich in Beratung und Verkauf zu verankern.

Thomas Feichtinger
Susana Niedan-Feichtinger

Entschlacken.
Gesund abnehmen.
Schlank bleiben

Mit 82 Rezepten

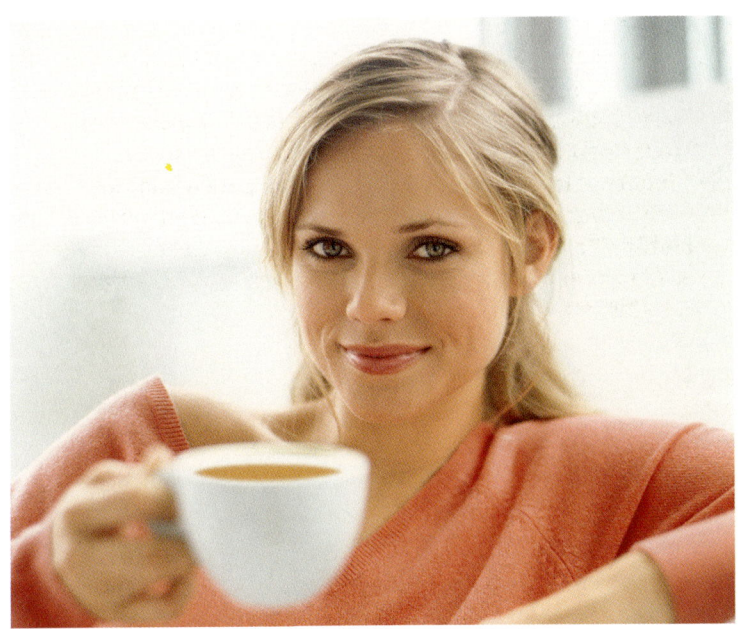

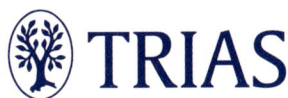

6 Vorwort

8 Ursachen für die Gewichtszunahme
8 Äußere Ursachen
10 Innere Ursachen – Essverhalten
11 Seele und Körper spielen zusammen

13 **Biochemie nach Dr. Schüßler**

14 Grundlagen der Biochemie nach Dr. Schüßler
14 Mikro- und Makrobereich der Mineralstoffe
14 Einfluss auf den Stoffwechsel
17 **Die zwölf bedeutenden Mineralsalze**
25 **Die Erweiterungsmittel**
31 Die Mineralstoffspeicher
33 **Einnahme der Mineralstoffe**
34 Mögliche Antworten des Körpers
    auf die Schüßler Salze
34 Warum kommt es überhaupt zu Reaktionen?
35 Entgiftung und Entschlackung
    sind lebensnotwendig!

37 **Ursachen und Hintergründe
    für das Zunehmen**

38 Übergewicht als Folge von
    Stoffwechselblockaden
38 Stoffwechselblockade Eiweiß
40 Stoffwechselblockade Fett
42 Stoffwechselblockade Schadstoffe
44 Stoffwechselblockade Säure
45 Stoffwechselblockaden
    durch weitere chemische Stoffe
47 Warum Schadstoffe das Abnehmen verhindern
48 **Teufelskreis: überlasteter Stoffwechsel**
54 Fastenkuren und ihre Auswirkungen
    auf den Mineralstoffhaushalt
54 Fasten – nur mit Schüßler-Salzen

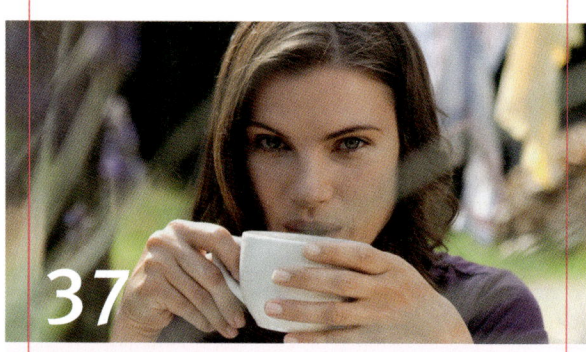

37

Die Stoffwechselblockaden

Gehören Sie auch zu den Menschen, die trotz aller Diäten nicht abnehmen? Ursache sind Stoffwechselblockaden, z. B. wenn sich im Fettgewebe verschiedene Abbauprodukte und belastende Stoffe eingelagert haben. Dann hilft nur Entschlacken, damit das Abnehmen überhaupt in Gang kommt. Schüßler-Mineralstoffe sind wahre Turbos, die Ihren Stoffwechsel und die Körperreinigung anregen.

WISSEN

Schüßler-Salze: Praktisches Wissen

Was sind Schüßler-Mineralstoffe überhaupt? Und wie wende ich sie richtig an? Schüßler-Salze selbst anzuwenden ist ganz einfach. Die Autoren stellen die einzelnen Salze ausführlich vor und erläutern, wie die Mineralstoffe nach Dr. Schüßler auf der körperlichen Ebene wirken.

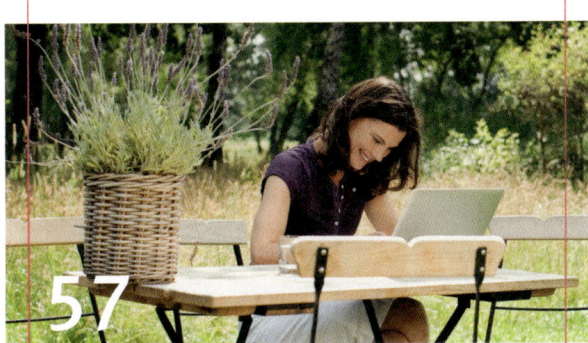

57

Die 12 heilsamen Mineralstoffe

Die Mineralstoffe nach Dr. Schüßler sind unverzichtbare Begleiter, um Ihren Körper von belastenden Schadstoffen zu entlasten und wirklich gesund abzunehmen. 7 Bausteine und das 4-Wochen-Programm dieses Buches helfen Ihnen, erfolgreich an Gewicht zu verlieren und es zu halten. Und ganz nebenbei entlasten Sie Ihren gesamten Körper: Die Haut strafft sich, das Bindegewebe wird fest und manche Beschwerde verschwindet.

57   **7 Bausteine für ein gesundes Leben**

58   Abnehmen, aber wie?
58   Konkrete Maßnahmen zu einer
       dauerhaften Gewichtsreduktion

60   Baustein Nummer 1:
       Mineralstoffe nach Dr. Schüßler
60   Einnahmeempfehlungen
61   Mineralstoffe der Schüßler-Mineralstoffmischung

71   Baustein Nummer 2: Basisches Mineralstoffbad
71   Wirkung des basischen Mineralstoffbads
72   Anwendungen des basischen Mineralstoffbads

74   Baustein Nummer 3:
       Reinigungs-und Entschlackungstee
74   Trinken ist lebenswichtig
76   Ein spezieller Reinigungs-und Entschlackungstee
78   Zubereitung

79   Baustein Nummer 4: Ernährungsumstellung
79   Die Bedeutung der Frischkost
79   »Saure Nahrung« – bleibt sauer und macht sauer
82   Die basische Gemüsebrühe

83   Baustein Nummer 5: Bewegung

84   Baustein Nummer 6: Einlauf

85   Baustein Nummer 7: Bittersalz

87   **Ihr persönlicher Ernährungsplan**

88   Sanft und genussvoll entschlacken
88   Gut gekaut ist halb verdaut
91   Wochenpläne

95   **Die Rezepte**

95   Frühstücksvariationen
100 Hauptgerichte
120 Desserts
126 Abendvariationen

138 Anhang
138 Auswahl empfehlenswerter Produkte
140 Stichwortverzeichnis
141 Rezeptverzeichnis

Liebe Leserin, lieber Leser!

Wenn Sie in diesem Buch zu lesen beginnen, wird es vielleicht nicht das erste sein, welches sich mit dem Abnehmen beschäftigt. Wahrscheinlich werden Sie sich schon öfter gedacht haben: „Wie bekomme ich nur mein Gewicht unter Kontrolle? Hinauf geht es ja ganz einfach, aber herunter, das ist schon häufig ein schwieriges, langwieriges und zähes Unterfangen. Immer mehr Menschen leiden unter Übergewicht, was sich in vielerlei Beschwerden auswirkt, wie Bewegungseinschränkung, Gelenkproblemen, Atemnot, aber auch Erkrankungen zur Folge haben kann, wie Diabetes, Herzinfarkt oder Arteriosklerose.

Den Anteil an übergewichtigen Erwachsenen schätzt man auf etwa 30 bis 40 Prozent der Bevölkerung und er ist ständig im Steigen begriffen. Ursache dafür ist eine Ernährung, die dem Menschen mehr Energie zuführt, als er pro Tag verbrennt. Dieses Zuviel wird dann unter anderem in Fett umgewandelt und gespeichert. Neben psychischen Komponenten, die einen unstillbaren Hunger verursachen können, spielt aber auch die persönliche Konstitution eine Rolle. Nach dem Verhalten übergewichtiger Menschen kennen wir Konsumesser, Abendesser, Fernseheesser, Resteverwerter, Stressesser, Frustesser, Gewohnheitsesser, aber auch Übergewicht durch Alkoholgenuss.

Die Krankheiten, die eindeutig mit Übergewicht in Verbindung stehen, sind zum Beispiel hoher Blutdruck, Herzerkrankungen, Arteriosklerose, Typ-II-Diabetes und Herz-Kreislauf-Versagen. Weiter wird durch Übergewicht das Knochengerüst überlastet, was zum Ansteigen von chronischen Gelenkproblemen, Wirbelsäulenschäden und Fußfehlformen führt. Noch bevor es so weit gekommen ist, dass Erkrankungen auftreten, ist es sinnvoll, sein Körpergewicht im Rahmen einer ausgewogenen Energiebalance zu regulieren und im Sinne einer aktiven Gesundheitsvorsorge ernsthaft daranzugehen, dieses Problem zu bewältigen.

Abnehmen setzt Konsequenz in der Nahrungsumstellung voraus. Es gibt aber auch Menschen, die trotz aller Diäten nur sehr wenig abnehmen können, beziehungsweise die nach einer gewissen Zeit wieder zunehmen – oft mehr als zuvor. Dahinter steckt sicher, dass sich im Körper verschiedene Abbauprodukte, Stoffwechselendprodukte und belastende Stoffe aus der Umwelt eingelagert haben. Daher ist die Reinigung von diesen den Organismus belastenden Stoffen eine Voraussetzung dafür, dass das Abnehmen überhaupt gelingt.

Da Menschen, die unter zu hohem Gewicht leiden, wissen, dass ihre Gesundheit gefährdet ist, versuchen sie immer wieder abzunehmen. Die Wege, die dabei beschritten werden, sind nicht immer einwandfrei. So mancher Versuch, das eigene Gewicht abzubauen, endet nach anfänglichen Erfolgen in einer unstillbaren Fresssucht. Es ist nachher schlimmer als zuvor. Viele haben bei dem Versuch, ihr Gewicht zu reduzieren, die größten Anstrengungen unternommen, lange Zeit fast nichts mehr gegessen und trotzdem fast nicht abgenommen. Ja, am Ende der Bemühungen sind sie im sogenannten Jojo-Effekt gelandet und nahmen oft mehr wieder zu, als sie sich mit größter Mühe abgerungen hatten.

Manche Menschen nehmen aus ihnen unerfindlichen Gründen zu, haben auf einmal 10, ja 15 Kilogramm mehr Gewicht und wissen nicht, wie es dazu gekommen ist. Auch wenn sie sich noch so große Mühe geben, sie können weder den Prozess durchschauen, der zu dieser Gewichtszunahme geführt hat, noch schaffen sie es, dieses zusätzliche Gewicht wieder zu reduzieren. Auch wenn keine gesundheitlichen Störungen vorliegen, was ärztlich abgeklärt sein muss.

Hinter vielen Vorgängen rund um die Gewichtszu-, aber auch -abnahme stecken Zusammenhänge, die dieses Buch aufklären will. Dabei geht es um die Dickleibigkeit durch

Fettansammlung, durch Eiweißanhäufung oder durch Schadstoffeinlagerung in das Gewebe. Meistens wird nicht einmal zwischen diesen drei verschiedenen Arten von Dickleibigkeit unterschieden, sondern nur ausschließlich das Fett bekämpft. Es wird aus der Ernährung gestrichen, und man ist sehr enttäuscht, wenn es nicht zum gewünschten Erfolg führt.

Die Verarmung an Fett führt nicht nur zum kosmetischen Problem der Faltenbildung und Austrocknung der Haut, sondern auch zu großen Problemen in den Biomembranen, die auf die Zufuhr von essentiellen Fettsäuren besonders angewiesen sind. Also muss man die Fettproblematik sehr differenziert und vor allem qualifiziert betrachten. Wichtig ist auch, zu bedenken, dass sich unter anderem im Fettgewebe verschiedene Abbauprodukte, Stoffwechselendprodukte und belastende Stoffe aus der Umwelt eingelagert haben.

Die Reinigung der Körpergewebe insgesamt ist wichtig für Personen, die unter Allergien, Ekzemen oder einem schwachen Immunsystem leiden. Wenn die Reinigung des Körpers beachtet und betrieben wird, ist davon auszugehen, dass der Mensch widerstandsfähiger wird. Dann bleibt auch der gefürchtete Jojo-Effekt aus. Denn dauerhaftes Abnehmen und nicht eine Gewichtsschaukel von einem Extrem ins andere ist das Ziel.

Hinter vielen vordergründig nicht durchschaubaren Vorgängen verstecken sich auf einer tieferen Ebene Mängel in den Betriebsstoffen, die der Körper dringend benötigen würde. Werden sie ihm nicht zur Verfügung gestellt, kann er bestimmte Stoffe, wie eben Fett oder Eiweiß, nicht mehr richtig verarbeiten und muss sie anlagern, was zur Gewichtsvermehrung führt.

In diesem Buch werden Sie neue Betrachtungsweisen kennen lernen, die anderen Ernährungsratgebern fehlen. Denn wir beurteilen das Übergewicht aus dem Blickwinkel der dahinter liegenden Mineralstoffmängel.

Die Biochemie nach Dr. Schüßler liefert für manche scheinbar undurchschaubare Abläufe neue Zugänge, die verblüffend und vor allem auch sehr naheliegend sind. Erst wenn die Zusammenhänge klar sind, leuchten die notwendigen Maßnahmen ein und werden mit entsprechender Konsequenz verfolgt. Auch der Erfolg bleibt dann nicht aus! Die Mineralstoffe nach Dr. Schüßler bieten eine Möglichkeit, dauerhaft abzunehmen und dabei den Körper zu entsäuern, zu entschlacken und damit zu reinigen. Begleitet wird unsere Empfehlung von einem basischen Mineralstoffbad und einer Reinigungs- und Entschlackungsteemischung sowie einem Ernährungsplan, der sicherstellt, dass Sie nicht hungern müssen. Beachtet werden muss natürlich, dass auch für ausreichend Bewegung gesorgt ist.

Aus dem Verständnis der Zusammenhänge heraus und durch die Anwendung der entsprechenden Möglichkeiten, die Ihnen in diesem Buch vorgestellt werden, kann es Ihnen gelingen, ohne gesundheitliche Beeinträchtigung Ihr Gewicht unter Kontrolle zu bekommen.

Wir wünschen Ihnen dabei viel Erfolg!

Thomas Feichtinger, Susana Niedan-Feichtinger

Ursachen für die Gewichtszunahme

Manche Menschen, die unter keinerlei Gewichtsproblemen leiden, haben für die Ursache der Gewichtszunahme bei anderen die simple Erklärung parat: »Du isst zu viel!« Doch es gibt genug Menschen, die können noch so viel essen, sie nehmen einfach nicht zu – andere dafür umso mehr! Wenn Sie klinisch gesund sind und trotzdem ununterbrochen zunehmen oder nicht abnehmen können, dann ist dieses Buch genau das Richtige für Sie!

Wenn über einen längeren Zeitraum stetig Gewicht zugelegt wird, ist es wichtig, einen Arzt aufzusuchen, um abzuklären, ob Schilddrüsen-, Zucker-, Hormonstoffwechsel und andere wichtige Stoffwechselfunktionen des Körpers in Ordnung sind. Im Falle einer Erkrankung oder Störung muss man nach der Ursache forschen und diese entsprechend behandeln.

Zu viel Essen hat auf jeden Fall einen Anteil an der Gewichtszunahme bei jenen, die das Essen nicht richtig verdauen beziehungsweise verarbeiten können. Bei ihnen fehlen entweder bestimmte Betriebsstoffe, das sind für uns die Schüßler-Salze, oder es werden zu wenig Anforderungen an die körperliche Betätigung gestellt, sodass viel zu wenig Energie verbraucht wird im Verhältnis zu der Menge, die gegessen wird.

Warum Menschen zu viel essen, das ist die Frage! Es gibt einerseits körperlich bedingte, also äußere Ursachen, und andererseits mehr innerlich bedingte, also sogenannte »seelische« Komponenten.

Äußere Ursachen

Viele Menschen essen noch immer so viel, als wären sie auf der Jagd oder als müssten sie durch schwerste Arbeit im Ackerbau den notwendigen Lebensunterhalt heranschaffen. Aber sie sitzen am Schreibtisch. Bei dieser Art von »Betätigung« benötigt der menschliche Körper einfach nicht mehr so viel und vor allem eine »andere« Nahrung.

Die Gewohnheiten im Leben des Menschen, die sich am schwersten verändern lassen, sind wohl seine Ernährungsgewohnheiten. Sowohl die Menge des Essens als auch die Zusammensetzung und die Essensdauer – alle diese Faktoren werden als Kind in der Familie trainiert. Schließlich werden sie ganz selbstverständlich als eigene empfunden und dann in der eigenen Familie weitergegeben. Das führt zu bestimmten Essgewohnheiten!

»Mutters Küche« ist auch heute noch ein Ausdruck für eine gute Qualität des Essens. Nicht umsonst heißt ein sehr wahrer Satz: »Nicht die Krankheiten werden vererbt, sondern die Kochbücher«. Und ein nicht unbedingt bei der Frau beliebter Satz des Mannes heißt: »Sie (seine Frau) kocht schon fast so gut wie meine Mutter!«

Bei einer einseitigen Ernährung sind Mängel vorprogrammiert. Wie wir in den weitergehenden Ausführungen noch sehen werden, führen außerdem bestimmte Mängel dann zu einem sehr starken Bedürfnis, das fast als eine Art Sucht bezeichnet werden kann. Als Beispiel kann hier der weitverbreitete Schokoladenhunger angeführt werden, der manche Menschen noch um 22 Uhr abends zwingt, eine Tankstelle aufzusuchen.

Ernährungsgewohnheiten gibt es aber nicht nur in einer Familie, sondern in ganzen sozialen Schichten. Als Beispiel

8

möge hier der übertriebene Genuss von Eiweißprodukten dienen. Heute werden die Kühe zu Hochleistungsproduzenten für Milch herangezüchtet. Diese Milch muss aber auch an die Frau beziehungsweise den Mann gebracht werden. Die gesamte Werbemaschinerie samt der ihr angeschlossenen Werbepsychologie versucht uns einzureden, dass Eiweißprodukte gesund seien. Doch es geht nicht nur um Milchprodukte als Eiweißlieferanten. Auch der Fleischkonsum ist enorm gestiegen, was viele belastende Probleme nach sich zieht und vielen Zivilisationskrankheiten den Boden bereitet hat.

Einerseits meiden viele Menschen oft jedes Gramm Fett, weil sie glauben, damit könnten sie eine Gewichtszunahme vermeiden, was ein völliger Irrglaube ist. Andererseits wird dem Körper so viel Eiweiß zugemutet, dass er es gar nicht mehr verarbeiten kann. Es muss ab(an)gelagert werden, was sich dann unter anderem als Orangenhaut bemerkbar macht. Der Konsum von zu viel Eiweiß ist außerdem ein Grundbaustein einer chronischen Übersäuerung.

Dick machende Nahrungsmittelindustrie

Als eine der entscheidendsten Ursachen für die wachsende Gewichtszunahme der Menschen sehen wir in der industriell veränderten Nahrung, sowohl in der Agrar- als auch in der Nahrungsmittelindustrie. Hauptsächlich geht es dabei um die Zerstörung der natürlichen Zusammensetzung, vor allem hinsichtlich der Mineralstoffe. Dadurch hat der Körper nicht mehr alle jene Betriebsstoffe zur Verfügung, die zur Verarbeitung gerade dieser Speisen vonnöten wären.

Alle Maßnahmen der Agrarindustrie wie Düngen und Spritzen, und alle Maßnahmen der Nahrungsmittelindustrie wie Denaturieren, Isolieren, Erhitzen, Konservieren, Präparieren und Färben haben unsere Nahrung entscheidend verändert. Das hat letztlich großen Einfluss auf unser Gewicht. Aber nicht nur auf das Gewicht, bei vielen Menschen auch auf die Gesundheit.

Eine Ernährung, bei der Fleisch und Weißmehl Energiequelle Nummer eins sind, beansprucht die Verdauungstätigkeit des Körpers nur ungenügend – da wird der Darm träge im wahrsten Sinn des Wortes! Verdauungsprobleme sind die Folge und diese belasten sehr viele Menschen. Wir sollten darauf achten, genügend faserstoffreiche Kost zu uns zu nehmen. Pflanzliche Lebensmittel wie Vollkornprodukte, Gemüse und Kartoffeln sollten zwei Drittel der Nahrung ausmachen, höchstens ein Drittel Eiweiß. Dadurch wird eine Überversorgung mit Eiweiß vermieden. Abgesehen davon sollte pflanzliches Eiweiß bevorzugt werden. Es ist vor allem in Hülsenfrüchten enthalten und wird langsam aufgenommen, denn der Körper muss die Zellen erst aufschließen, um an das Eiweiß heranzukommen. So kommt es zu einem erwünschten Verdauungswiderstand.

Durch immer mehr chemische Zusätze in unserer Nahrung nimmt die Aufnahme all dieser sehr belastenden Schadstoffe erheblich zu. Die Deponien im Körper sind voll, ja übervoll, sodass es teilweise zu extremen Reaktionen kommt, wie die moderne Forschung der Humantoxikologie berichtet. Viele Menschen leiden unter einer kompletten Verschlackung ihres Körpers, was sich unter anderem in der Zunahme von Allergien und Hautkrankheiten zeigt. Auf das Thema Schlacken und Schadstoffe im Körper wird im Kapitel »Übergewicht als Folge von Stoffwechselblockaden« (siehe Seite 37) ausführlich eingegangen.

Süßes nach dem Essen?

Die süße Nachspeise nach dem Essen ist für viele ein Muss, obwohl sie wissen, dass sie für ihr Gewicht nichts Gutes tun. Dabei handelt es sich um einen Ernährungsfehler, der leicht zu beheben wäre. Das Bedürfnis nach dem »dolce«, wie es im Italienischen heißt und auch dort nicht umsonst weit verbreitet ist, entsteht nämlich durch einen leichten Unterzucker (Hypoglykämie) im Blut.

Werden Kohlenhydrate wie Nudeln, Knödel oder dergleichen gegessen, dann werden diese über Stärke in Zucker abgebaut. Damit aber der Zucker im Körper verarbeitet werden kann, muss Insulin von der Bauchspeicheldrüse bereitgestellt werden. Werden allerdings Kohlenhydrate im Übermaß gegessen, wird Insulin ein wenig zu früh in die Blutbahn ausgeschüttet, sodass vorübergehend der Blutzucker sinkt. Das erzeugt dann das bekannte Verlangen nach der süßen Nachspeise – und das ist bekanntlich für die schlanke Linie nicht gerade förderlich, denn ein Überschuss an nicht verwertbaren Kohlenhydraten wird von der Leber in Fett umgebaut.

Innere Ursachen – Essverhalten

Luther hat mit seinem für heutige Zeiten markigen Spruch: »Warum rülpset und furzet ihr nicht, hat's euch denn nicht geschmecket?« einen wahren Kern getroffen. Es ist letztlich für das Menschenkind völlig unbegreiflich, dass das, was beim Säugling höchst willkommen ist, nämlich das sogenannte »Bäuerchen«, später unanständig sein soll. Was die Ausscheidung der Gase auf dem rückwärtigen Weg betrifft, ist ja die »öffentliche« Ablehnung noch viel größer; der Schaden aber mindestens ebenso groß. Gerade die Winde müssten raus, damit der Körper entlastet wird. Es sollten eben der richtige Ort und die rechte Zeit gefunden werden, nur rigoros zu unterdrücken führt auf Dauer zu Schäden.

Gewohnheitsesser

Wie oft hat das Kind gehört: »Hat Mama extra für dich gekocht. Dann wirst du es doch brav aufessen.« Eine der problematischsten Formulierungen betrifft die Zuneigung zu dem, der gekocht hat: »Wenn du mich lieb hast, wirst du doch alles aufessen.« – Genauso problematisch: »Was auf den Tisch kommt, wird gegessen.« Wenn's dann nicht mehr so schnell geht, kommt ein Löffel für den Papa, einer für die Mama und so weiter. Unter Umständen kommt das Spielzeug-Flugzeug herangebraust, und wie all die Tricks sich darstellen mögen, um noch einen Löffel in das Kind hineinzumanipulieren. Und verflucht heimtückisch ist der immer wieder gehörte Satz: «Wie beim Essen, so bei der Arbeit.“

Irgendwann lernt das heranwachsende Kind, sein eigenes Hungergefühl zu übergehen, und richtet sich mit der Menge des Essens nach den sozialen Umständen. Außerdem wird es mit der Zeit alles so hinunterschlingen wie die Erwachsenen und nicht mehr auf das natürliche Sättigungsgefühl warten, das sich nach 15 bis 20 Minuten einstellt. Der Magen wird regelrecht überfallen und hat gar keine Zeit mehr, die erfolgte Sättigung »nach oben« zu melden.

Deshalb sei hier noch einmal die Forderung nach dem langsamen Essen und guten Kauen aufgestellt. Zwischen den Gängen sollten Pausen gemacht werden, eben die schon erwähnten 15 Minuten. Und es sollte vor allem zu Beginn etwas Rohes, noch mit einem lebendigen Energiefeld Verbundenes gegessen werden: Obst, rohes Gemüse, Salate.

WISSEN

Kummeresser – Frustesser

Manche Menschen beginnen bei übergroßer Belastung und Erschöpfung mit übermäßigem Essen. Das soll dann Energie spendend wirken, was aber meistens nicht der Fall ist, sondern nur den Umfang vergrößert. Auf diesen Punkt wird ausführlicher im Abschnitt »Übertriebene Bedürfnisse« (siehe Seite 54) eingegangen. Allerdings besteht auch die Möglichkeit, dass Enttäuschungen und Einsamkeit zu übermäßigem Essen führen – der sogenannte Frust, der die Körperfülle wachsen lässt.

Resteverwerter

Die Auswirkungen der oben beschriebenen Erziehung sind fatal. Der Erwachsene spürt nämlich den unterschwelligen Druck der Person nicht mehr, die ihn in seiner Jugend in dieser Richtung mit entsprechend unterdrückenden beziehungsweise drohenden Mechanismen manipuliert hat. Er sieht letztlich nur den Rest auf dem Vorlegeteller oder auf seinem eigenen und muss »brav« aufessen. Nein zu sagen, muss gelernt und geübt werden, ebenso wie das »Bis hierher und nicht weiter«.

WISSEN

Stressesser – Lustesser

Genau derselbe Effekt kann bei starkem Stress entstehen. Auch dann stopft mancher gedankenlos etwas in sich hinein, ohne auf Qualität oder Auswirkung auf den Körper zu achten.

Zu guter Letzt seien auch noch die Menschen angeführt, für die Essen einen Lustgewinn bedeutet, die sogenannte orale Befriedigung. In diesem Fall wird es sehr schwer sein, ohne Arbeit an den inneren Ursachen einen dauerhaften Erfolg zu erzielen.

Wenn jemand versucht ist, wegen seiner Erziehung diesen Mechanismen zu erliegen, ist das Erlernen der Abgrenzung von höchster Dringlichkeit. Vor allem die Angst, dass eine gute Beziehung wegen dem Nicht-aufessen in die Brüche geht, muss überwunden werden! Wir essen doch nur mit uns lieben Menschen. Und die halten unseren Rest auf dem Teller schon aus!

Energiedefizite provozieren ein diffuses Hungergefühl

Es gibt bestimmte Berufe wie Masseure oder Friseurinnen, die auf der Energieebene von ihren Klienten »angezapft« werden. Sie sind nach ihrem Arbeitstag ausgepumpt, fühlen sich ausgelaugt. Ein diffuses Hungergefühl als Folge des Energiemangels ist die Folge. Ein solches Energiedefizit kann letztlich jeder Mensch erleben, und auch dann dieses unstillbare Hungergefühl, wenn er sich verausgabt hat.

Dieses diffuse Hungergefühl gibt es auch nach dem Genuss von minderwertiger Nahrung. Nach dem Genuss solcher Nahrung ist man nur voll aber nicht satt. Dann hat die Nahrung wenig Energie geliefert und man ist in der Falle der Nahrungsmittel, die keine Lebensmittel sind, nämlich wirklich »Mittel zum Leben« (Prof. Kollath).

Seele und Körper spielen zusammen

Insgesamt gibt es viele Ursachen für Dickleibigkeit, die genauer betrachtet werden müssen. Im Grunde will dieses einführende Kapitel einen Hinweis darauf geben, dass es meistens zu wenig ist, beim Versuch abzunehmen nur auf die körperliche Ebene zu schauen. Häufig haben die seelischen Strukturen einen erheblichen Einfluss auf das körperliche Geschehen, und es entsteht eine Eigendynamik auf der körperlichen Ebene mit den entsprechenden Folgen. Diese Eigendynamik führt allein durch das Umstellen der seelischen Ebene nicht mehr zum Erfolg! Es müssen auch Mechanismen überwunden werden, die schon automatisch ablaufen, unbewusst, man muss ihnen auf die Schliche kommen.

In diesem Buch wird aber vor allem auf die körperliche Ebene eingegangen, besonders hinsichtlich des Mineralstoffhaushaltes entsprechend der Erfahrungsheilweise der Biochemie nach Dr. Schüßler. Für die anderen Ebenen müsste man sich einen erfahrenen Gesprächspartner suchen oder andere Hilfestellungen in Anspruch nehmen.

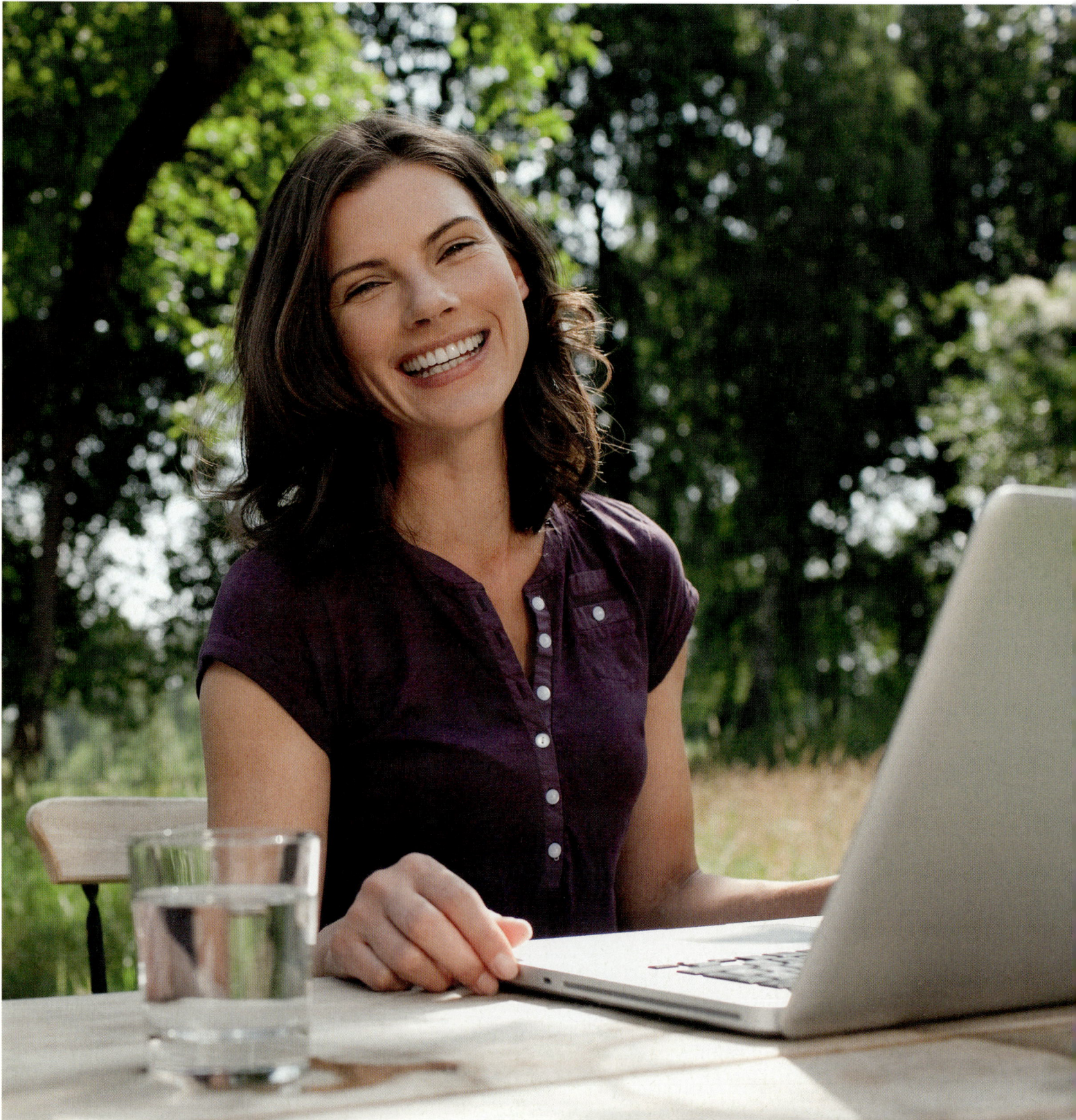

Biochemie nach Dr. Schüßler

Die Biochemie nach Dr. Schüßler kann dabei helfen, langfristig das Gewicht zu reduzieren und zu stabilisieren. In diesem Kapitel werden die wichtigsten Zusammenhänge zum Abnehmen erläutert. Außerdem erfahren Sie, wie und welche Mineralstoffe bei Reaktionen und gesundheitlichen Störungen eingesetzt werden.

Grundlagen der Biochemie nach Dr. Schüßler

Dr. Wilhelm Heinrich Schüßler hat eine nach ihm benannte Heilweise entwickelt: die Biochemie nach Dr. Schüßler. Sie ist die einzige Naturheilweise, die zwischen dem Mineralstoffhaushalt innerhalb und außerhalb der Körperzelle unterscheidet.

Mikro- und Makrobereich der Mineralstoffe

Wir müssen also zwischen zwei Mineralstoffbereichen unterscheiden, dem innerhalb der Zelle (Mikrobereich) und dem außerhalb (Makrobereich). So wurde z. B. festgestellt, dass sich innerhalb der Zelle viel mehr Kalium befindet als außerhalb. Das Verhältnis zwischen beiden Kaliumwerten wird im Körper immer auf ein bestimmtes, physiologisches Konzentrationsverhältnis eingestellt. Umgekehrt ist es mit Natrium. Davon befindet sich viel mehr außerhalb als innerhalb der Zelle, aber wiederum in einem bestimmten physiologischen Verhältnis.

Makrobereich: Der Bereich außerhalb der Zelle kann ohne weiteres mit relativ hohen Mineralstoffgaben versorgt werden. In diesen Bereich gehören die Elektrolytgetränke, die vielen Mineralstoffpräparate als Nahrungsergänzungsmittel und ebenso die Mineralwässer.

Qualität unserer Ernährung: Das ist auch notwendig, denn der Körper wendet sich durch Mineralstoffmängel zu Nahrungsmitteln hin, die wenig Verdauungswiderstand bieten, also schnell verdaut sind, die jedoch wenig Nährwert besitzen.

Qualität unserer Nahrungsmittel: Leider muss auch festgestellt werden, dass durch die moderne Bewirtschaftung der Böden grundsätzlich kein optimaler Mineralstoff- und Spurenelementgehalt mehr in den Lebensmitteln vorzufinden ist.

Tipp

Am besten wird der Körper mit Mineralstoffen außerhalb der Zelle durch eine ausgewogene Ernährung versorgt.

Gesundes Essen soll Vergnügen bereiten und alle Sinne ansprechen. Das ist möglich! Kinder sollten nicht den Eindruck bekommen, gesundes Essen könne nicht gut schmecken. Nur aus einem schmackhaften Essen kann der Organismus die für ihn wichtigen Stoffe herausziehen. Die Frage, die sich bei weiterer Beschäftigung mit den Mineralstoffen stellt, ist die nach der Steuerung des Mineralstoffhaushaltes. Dazu müssen wir nun den Bereich innerhalb der Zelle hinzunehmen.

Einfluss auf den Stoffwechsel-Mikrobereich

Die Zelle ist von einer Flüssigkeit umgeben, der Zwischenzellflüssigkeit (Interzellularflüssigkeit), welche die von der jeweiligen Zelle benötigten Stoffe anbietet. Die Zellen haben je nach ihrem Aufgabengebiet und ihrer Zugehörigkeit zu einem Zellverband unterschiedliche Bedürfnisse. Eine Zelle im Herzmuskel hat einen anderen Bedarf an Mineralstoffen als Nierenzellen oder gar Knochenzellen. Aus der neueren Forschung wissen wir, dass der

Zellstoffwechsel ausschließlich auf der molekularen Ebene stattfindet.

Werden der Zelle über die Zwischenzellflüssigkeit nicht genügend Mineralstoffe für ihren sehr anspruchsvollen Betrieb angeboten, erleidet sie auf Dauer einen Mangel. Ein Mangel kann aber auch auftreten, wenn von einem bestimmten Mineralstoff vermehrt verbraucht wird, um einen Reiz zu beantworten.

Beispiel: Hautzellen verlieren an der Hautoberfläche viele Betriebsstoffe, wenn sie intensiver Sonneneinstrahlung ausgesetzt sind. Den dadurch verursachten Mangel spüren vor allem Kinder, wenn sie sich der Sonne unvernünftig ausgesetzt haben, eventuell sehr stark mit einem Sonnenbrand. In einem solchen Fall müsste man sich bemühen, die Zellen mit den verloren gegangenen Mineralstoffen zu versorgen, damit der Mangel und damit auch die Schmerzen bald wieder behoben sind.

Steuerung des Mineralstoffhaushaltes

Wenn die Zellen gut mit Mineralstoffen versorgt sind, erzeugen sie ein ihnen eigenes Schwingungsfeld. Alle Organe und Körperteile zusammen ergeben ein körpereigenes Schwingungsfeld. Von diesem Schwingungsfeld wird der Mineralstoffhaushalt außerhalb der Zellen gesteuert und gebunden.

Verarmt die Zelle an einem bestimmten Mineralstoff und ist dadurch das physiologische Verhältnis zu dem gleichen Mineralstoff außerhalb der Zelle gestört, so wird der Organismus so viele Mineralstoffe außerhalb der Zelle aus dem laufenden Betrieb ausscheiden oder in Deponien ablagern, bis das physiologisch notwendige Gleichgewicht wieder erreicht ist. So führt der Mangel innerhalb der Zelle zu einem Mangel außerhalb der Zelle, wodurch der Mineralstoffbestand des Körpers insgesamt abgesenkt wird.

Wenn jetzt Mineralstoffe außerhalb der Zelle zugeführt werden, kann der Körper sie nicht in seinen Betrieb integrieren, da sich im Inneren der Zelle nichts verändert hat. Der Mangel dort wurde nicht behoben, und das physiologische Gleichgewicht erfordert eine ausreichende Versorgung außerhalb und innerhalb der Zellen. Der Mensch kann also den Mineralstoff außerhalb der Zelle dann nicht »festhalten« beziehungsweise steuern. Der Körper scheidet ihn wieder aus oder lagert ihn in Form von Steinen ab, zum Beispiel als Kalziumsteine in den Nieren.

Das physiologische Gleichgewicht von Mineralstoffen innerhalb und außerhalb der Zellen ist besonders bedeutsam für unseren Stoffwechsel. Heute müssen wir nicht nur den Mineralstoffbereich außerhalb der Zellen einbeziehen, sondern auch den Bereich der Vitamine, der bioaktiven Pflanzenstoffe, der Aminosäuren, der essenziellen Fettsäuren und Antioxidanzien. Sie

sollten unterstützend zu den Schüßler-Salzen eingenommen werden, wenn die Mängel überaus stark oder chronisch sind. Dem ganzheitlichen Wirkungsbereich der jeweiligen Schüßler-Salze entsprechend, mit einer ebenso ganzheitlich zusammengestellten Nährstoffkombination für jedes Salz, ist die Adler-Ortho-Produktserie seit kurzem im Handel erhältlich. Adler Ortho Aktiv Kapseln: Nr. 1 bis Nr. 12, siehe im Anhang Seite 141.

Die Entdeckung Dr. Schüßlers

Dr. Wilhelm Heinrich Schüßler lebte von 1821 bis 1898 und war homöopathisch praktizierender Arzt. Er suchte ein einfaches Heilverfahren, das allen Menschen zugänglich sein und die Leiden der Menschen verständlich machen sollte. Für ihn war es von großer Bedeutung, dass der Mineralstoffhaushalt insgesamt ausgeglichen ist, dass also auch die Zellen versorgt werden.

Aber ganz so einfach war die Sache dann doch nicht. Wie sollten die Mineralstoffe in das Innere der Zelle gelangen? Heute wissen wir, dass der Stoffwechsel der Zellen auf komplexen biochemischen Reaktionen beruht. Schüßler ahnte von diesen Prozessen nichts. Dennoch erkannte er schon damals, dass zu intensive Gaben von Mineralstoffen für die Zelle problematisch sein können: »Um Schaden zu verhüten und um die Mittel aufnahmefähig für die Zelle zu machen, müssen dieselben potenziert (verdünnt) werden.«

Die besondere Zubereitung der Dr. Schüßler-Mineralstoffe

Dr. Schüßler fand durch seine Ausbildung als Homöopath und durch Beobachtung seiner Patienten genau die Verdünnungen, die notwendig sind, damit die Stoffe bis in die Zelle hinein gelangen können. Dazu verwendete er das ihm bekannte Verfahren der Potenzierung. Die Mineralstoffe nach Dr. Schüßler werden also nicht potenziert, um homöopathische Mittel herzustellen, wie leider viele lange Zeit geglaubt haben, sondern einfach deshalb, um die Wirkstoffmoleküle in der Trägersubstanz zu vereinzeln beziehungsweise zu verdünnen. Sie liegen dann als einzelne Moleküle im Milchzucker vor und können vom Körper über die Mundschleimhäute aufgenommen und quasi als eigene Betriebsstoffe sofort in den Betrieb des Körpers eingegliedert werden. Allerdings musste sich Dr. Schüßler noch nicht mit einer industriell veränderten Nahrung auseinandersetzen, die lange nicht mehr alle Stoffe enthält, die der Körper unbedingt benötigt.

Wer sich mit einer ungesunden Ernährung schwere Mängel zugefügt hat, kann sie nicht über die Schüßler-Salze auffüllen, wenn das auch immer wieder behauptet wurde. Das ist ein häufiger und berechtigter Kritikpunkt bei der Beurteilung der Heilweise von Dr. Schüßler gewesen. Deshalb ist es so wichtig, die Heilweise zu verstehen. Der Kalziumbedarf eines menschlichen Körpers kann nicht allein mit Schüßler-Salzen befriedigt werden. Dazu sind viel größere Mengen erforderlich. Die Mineralstoffe nach Dr. Schüßler sind für den Bedarf der Zelle eingerichtet. Deshalb ist bei ihnen die Anzahl der Moleküle, also die Qualität, wichtig und nicht die Quantität.

Wenn also ein an Osteoporose Erkrankter einen gravierenden Kalziummangel aufweist, dann ist sehr wohl ein hoch dosiertes Kalziumpräparat notwendig. Aber bei der Steuerung dieser Mineralstoffmengen hilft **Calcium phosphoricum Nr. 2** von Dr. Schüßler.

Die Mineralstoffe nach Dr. Schüßler sind in Milchzucker, der idealen Trägersubstanz, fein verteilt vorhanden. In der normalen Verdünnung, die der D 6 entspricht, kommt ein Gramm Wirkstoff auf eine Tonne Mineralstofftabletten. In der höheren Verdünnung der Mineralstoffe, der D 12, kommt ein Gramm Wirkstoff auf eine Million Tonnen Milchzucker. Aber es sind immerhin noch ungefähr 120 Millionen Wirkstoffmoleküle in einer Tablette.

Mineralstoffpräparate

Wer versucht, das Manko, das eine nährstoffarme Versorgung mit sich bringt, durch die handelsüblichen Mineralstoffpräparate (nicht die Mineralstoffe nach Dr. Schüßler) auszugleichen, muss wissen, dass diese Mineralstoffe auf keinen Fall mit denen zu vergleichen sind, die durch eine natürliche, pflanzliche Ernährung in den Körper gelangen. Mineralstoffen aus Mineralstoffpräparaten fehlt die Verknüpfung

WISSEN
Verdünnung

Wer sich mit Schüßler-Salzen beschäftigt, muss sich um die Potenz (Verdünnung) nicht kümmern. Dr. Schüßler hat sie selbst festgelegt: **Calcium fluoratum Nr. 1, Ferrum phosphoricum Nr. 3** und **Silicea Nr. 11** werden in D 12 und die übrigen Basismittel in D 6 genommen. Die Erweiterungsmittel, alle nach dem Tod Dr. Schüßlers gefundenen Mineralstoffverbindungen, die zum ständigen Bestand des Körpers gehören, werden in D 12 angewendet.

mit dem natürlichen Vorkommen in den Pflanzen.

Es ist inzwischen außerdem bekannt, dass die einseitige oder zu hohe Zufuhr mancher Mineralstoffe zu Verschiebungen in der Mineralstoffbalance führen kann. So beeinflusst eine hohe Kalziumgabe unter anderem die Zinkbalance, was nicht ohne Folgen für das gesundheitliche Geschehen bleibt. Dasselbe gilt für die Einnahme von Eisenpräparaten. Die Bedeutung der Mineralstoffbalance sollte aus diesem Grund immer beachtet werden. Zinkpräparate beeinflussen die Kupferbalance und dieses wiederum das Mangan. Lassen Sie sich bei der Wahl Ihrer Multivitaminpräparate, in denen auch Mineralstofe enthalten sind, immer von Fachleuten beraten, die auf eine ausgewogene Zusammensetzung achten.

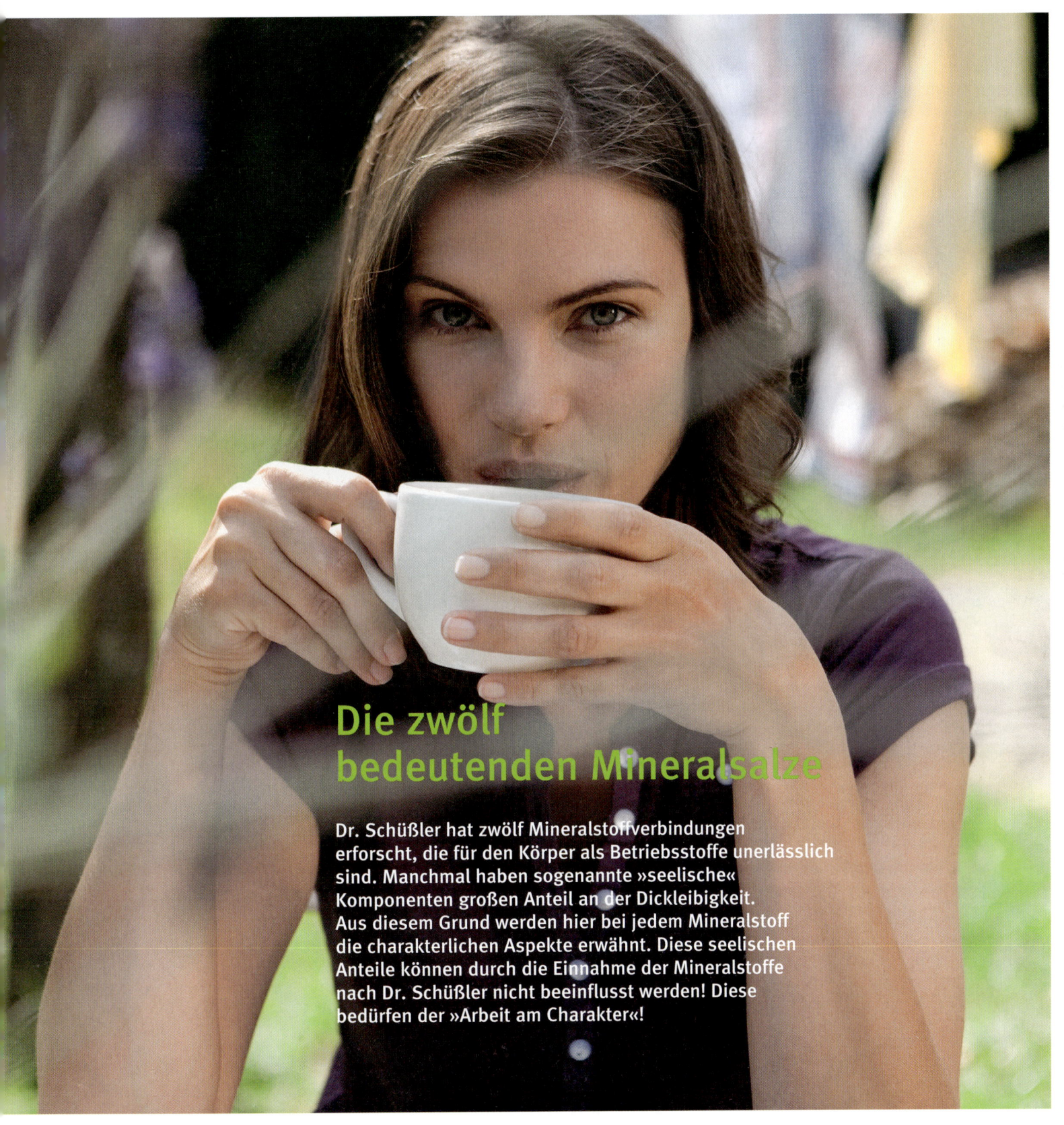

Die zwölf bedeutenden Mineralsalze

Dr. Schüßler hat zwölf Mineralstoffverbindungen erforscht, die für den Körper als Betriebsstoffe unerlässlich sind. Manchmal haben sogenannte »seelische« Komponenten großen Anteil an der Dickleibigkeit. Aus diesem Grund werden hier bei jedem Mineralstoff die charakterlichen Aspekte erwähnt. Diese seelischen Anteile können durch die Einnahme der Mineralstoffe nach Dr. Schüßler nicht beeinflusst werden! Diese bedürfen der »Arbeit am Charakter«!

DIE 12 SALZE

Nr. 1
Calcium fluoratum (Flussspat)

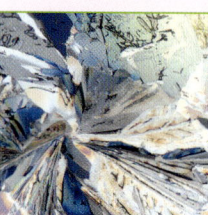

Aufgaben: Der Mineralstoff ist zuständig für die Elastizität des Bindegewebes, also für Bänder, Gewebe, Gefäße und Muskeln, außerdem für den Zahnschmelz und die Oberfläche der Knochen. Fehlt der Mineralstoff, führt das entweder zu Dehnungen, die sich nicht mehr zusammenziehen, oder zu Verhärtungen, die sich nicht mehr lockern können. Der Hornstoff (Keratin) wird durch **Calcium fluoratum** gebunden. Bei einem Mangel tritt dieser an die Oberfläche und bildet eine Hornhaut.

Anwendung: Schwielen, Hornstoffaustritt (besonders an den Fersen), rissige Haut, Überbeine, Plattfüße, Krampfadern, Hämorrhoiden, Karies, schlechte Fingernägel, einknickende Knöchel, Bänderdehnung (Schlottergelenke), lockere Zähne.

Charakterlicher Aspekt: Bei diesem Mineralstoff geht es unter anderem um die Abgrenzung, und für unsere Thematik heißt das, »Nein« sagen zu können. Oft genug wird gegessen aus Höflichkeit: um aufzuessen, wie es sich gehört, um nicht zu verletzen, um zu zeigen, dass jemand gut gekocht hat und so weiter. Es ist wichtig zu wissen, was für einen gut ist und ob man schon satt ist.

Empfehlenswerte Nahrungsmittel
- **Kalzium:** Milch, Milchprodukte, Schnittkäse, Weichkäse, Grünkohl, Spinat, Brokkoli, Lauch, Sellerie, Kohlrabi, Kresse, Eier, Fische, Gemüse, Nüsse
- **Fluor:** Fische, Fleisch (kein Schweinefleisch), Geflügel, Butter, Getreide, Brot

Nr. 2
Calcium phosphoricum

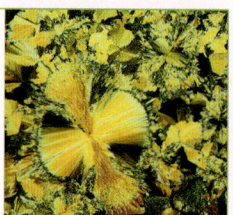

Aufgaben: Dieser Mineralstoff ist das wichtigste Knochenaufbaumittel. Er bildet das Zahnbein (Inneres der Zähne), ist für den Eiweißstoffwechsel zuständig und damit am Zell- und Blutaufbau wesentlich beteiligt. Er wird im Körper zur Neutralisation von Säuren eingesetzt und ist außerdem ein wichtiges Aufbaumittel nach Krankheiten mit Blutverlust.

Anwendung: Blutarmut, Muskelkrämpfe, Taubheitskribbeln, Knochenbrüche, schneller Schweißausbruch, bellender Husten (vor allem bei Kindern), zu schneller Pulsschlag, Schlafstörungen, Nervosität, Überanstrengungskopfschmerz, Osteoporose, Wachstumsschmerzen.

Charakterlicher Aspekt: Für viele Menschen ist Angst ein Thema, welches sie ein ganzes Leben lang begleitet. Sie fühlen sich unablässig bedroht und meinen, ihre Existenz absichern zu müssen. Das drückt sich dann oft in dem Versuch aus, mit Körperfülle oder Muskelpanzerung auf der körperlichen Ebene abzusichern, zu schützen, was seelisch einfach nicht gelingen will.

Zeichen des Mangels: Bei einem Mangel an diesem Mineralstoff kommt es zu Heißhunger auf pikante Speisen, besonders auf Ketchup, Senf und Geräuchertes.

Empfehlenswerte Nahrungsmittel
- **Kalzium:** Milch, Milchprodukte, Schnittkäse, Weichkäse, Grünkohl, Spinat, Brokkoli, Lauch, Sellerie, Kohlrabi, Kresse, Eier, Fische, Gemüse, Nüsse
- **Phosphor:** Schmelzkäse, Edamer, Emmentaler, Parmesan, Weizenkeime, Weizenvollkornbrot, Knäckebrot, Erbsen, Bohnen, Sojabohnen, Linsen, Nüsse, Sellerie, Hefe

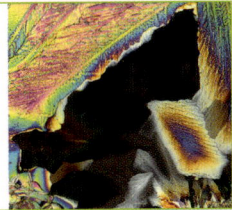

Nr. 3
Ferrum phosphoricum

Aufgaben: Dieser Mineralstoff wird im Körper für den Sauerstofftransport eingesetzt. Es wird angewendet bei Verletzungen und allen »plötzlich« auftretenden, akuten Gesundheitsstörungen und wirkt bei einer Schwäche der körpereigenen Abwehrkräfte unterstützend. Es ist das Mittel für die erste Hilfe bei Verletzungen, vor allem für die damit verbundenen Schmerzen. Vorbeugend genommen stärkt es ganz besonders die Widerstandskraft des Körpers.

Anwendung: Entzündungen aller Art, frische Verletzungen (das Auflegen von aufgelösten Mineralstofftabletten in Form eines Breies ist in diesem Falle sehr empfehlenswert), leichtes Fieber (bis 38,5 °C), Ohrenschmerzen, Mittelohrentzündung, Rauschen im Ohr (Durchblutungsstörung), pulsierende, klopfende, pochende Schmerzen (Kopfschmerzen), mangelnde Konzentrationsfähigkeit, Sonnenunverträglichkeit.

Charakterlicher Aspekt: Menschen, die sich an allem und jedem reiben, ja vielleicht sogar das Gefühl haben, zwischen »Mühlsteinen« zerrieben zu werden, weil sie es jedem recht machen wollen, verbrauchen viel von diesem Mineralstoff. Vielfach sind sie einfach nicht in der Lage, zu sich zu stehen und sich von der Umgebung zu distanzieren. Dann wird in sich »hineingefressen«, was nur immer verfügbar ist – und das zeigt sich in der unangenehmen Wirkung von zunehmender Körperfülle.

Empfehlenswerte Nahrungsmittel
- **Eisen:** Eisen wird am besten über Fleisch aufgenommen, aus tierischer Herkunft kann der Körper Eisen zu 30 % verwerten, aus pflanzlicher Kost nur zu 5 %. Es ist auch in Linsen, Weizenkeimen, Hirse, Schnittlauch, Hühnereigelb, Sesam, Sojabohnen, Hülsenfrüchten, Nüssen, Petersilie und Schnittlauch enthalten. Vitamin C steigert die Aufnahme von Eisen aus der Nahrung!
- **Phosphor:** Schmelzkäse, Edamer, Emmentaler, Parmesan, Weizenkeime, Weizenvollkornbrot, Knäckebrot, Erbsen, Bohnen, Sojabohnen, Linsen, Nüsse, Sellerie, Hefe

Zeichen des Mangels: Bei einem Mangel an Nr. 3 Ferrum phosphoricum kommt es zu einem starken Bedürfnis nach Leber oder Leberstreichwurst.

Hinweis: Kaffee, schwarzer Tee und Kakao verbrauchen im Körper sehr viel **Ferrum phosphoricum Nr. 3**.

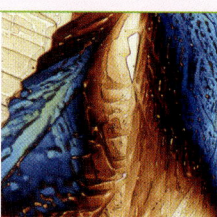

Nr. 4
Kalium chloratum

Aufgaben: Kalium chloratum bindet und bildet im Körper den Faserstoff, der einen wesentlichen Bestandteil des gesamten Bindegewebes darstellt. Bei einem Mangel an diesem Mineralstoff leidet die Fließfähigkeit des Blutes, weil es durch den frei werdenden Faserstoff verdickt wird. Es ist auch der Drüsenbetriebsstoff.

Anwendung: Blutverdickung, Schwerhörigkeit, Neigung zu Übergewicht, Drüsenschwellungen, schleimiger Husten, Couperose (Äderchen im Gesicht), Besenreiser, Hautgrieß.

Charakterlicher Aspekt: Menschen mit einem großen Verbrauch an diesem Mineralstoff sind meistens Gefühls- und Gemütstypen. Es geht ihnen alles nahe, viel zu nahe und damit auch »hinein«. Damit sind alle diese Ereignisse eingespeichert und füllen entsprechend auf! Für diese Menschen, die viel zu weich sind, ist blaue, kühlende Farbe wohltuend.

Hinweis: Alkohol und Elektrosmog verbrauchen sehr viel von diesem Mineralstoff.

Empfehlenswerte Nahrungsmittel
- **Kalium:** Linsen, Bohnen (weiß), Sojabohnen, Spinat, Sellerie, Kohl, Erbsen, Kohlrabi, Kartoffeln, Melone, Banane
- **Chloride:** Chlor wird mit kochsalzhaltigen Lebensmitteln wie Käse, Wurst- und Fischwaren, Fleisch und Brot als Chlorid aufgenommen. Die Aufnahme über den Darm erfolgt rasch, Überschüsse werden beim Gesunden über die Nieren ausgeschieden.

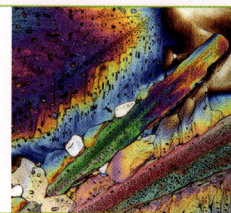

Nr. 5
Kalium phosphoricum

Aufgaben: Kalium phosphoricum ist das Mittel der Wahl bei allen Erschöpfungszuständen seelischer und körperlicher Natur. Der Mineralstoff kommt in allen Gehirn- und Nervenzellen, im Blut und in den Muskeln vor und ist ein unentbehrlicher Energieträger. Er bindet im Körper das Lecithin. Bei einem sehr großen Mangel muss dieser Mineralstoff mit einem Lecithinpräparat kombiniert werden.

Anwendung: Mutlosigkeit, Verzagtheit, Platzangst (Agoraphobie), Müdigkeit, Muskelschwund, Lähmungserscheinungen, Mundgeruch (der nicht vom Zähneputzen weggeht und nicht aus dem Magen kommt), Zahnfleischbluten, Zahnfleischschwund, hohes Fieber (über 38,5 °C).

Charakterlicher Aspekt: Es gibt Menschen, die sich in ihrem Leben immer bis auf die letzten Reserven verausgaben. Dabei geht auch der Speicher an diesem Mineralstoff drastisch zurück. Es entsteht diffuses Hungergefühl. Der von diesem Hungergefühl Geplagte steht vor dem vollen Kühlschrank und weiß eigentlich nicht, was er essen will. Er spürt instinktiv, dass er keine körperliche Nahrung benötigt, sondern energetische. Er isst aber trotzdem und wird dick!

Zeichen des Mangels: Bei einem Mangel an Nr. 5 Kalium phosphoricum kommt es zu einem starken Bedürfnis nach Nüssen oder Nussschokolade.

Empfehlenswerte Nahrungsmittel
- **Kalium:** Linsen, Bohnen (weiß), Sojabohnen, Spinat, Sellerie, Kohl, Erbsen, Kohlrabi, Kartoffeln, Melone, Banane
- **Phosphor:** Schmelzkäse, Edamer, Emmentaler, Parmesan, Weizenkeime, Weizenvollkornbrot, Knäckebrot, Erbsen, Bohnen, Sojabohnen, Linsen, Nüsse, Sellerie, Hefe

Nr. 6
Kalium sulfuricum

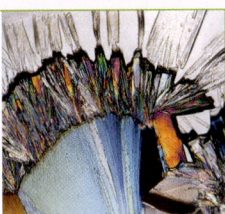

Aufgaben: Dieser Mineralstoff ist – neben **Ferrum phosphoricum Nr. 3** – ein unentbehrlicher Sauerstoff-Überträger und sorgt dadurch für eine regelmäßige Zellerneuerung. Durch **Ferrum phosphoricum Nr. 3** wird der Sauerstoff bis zur Zelle gebracht. **Kalium sulfuricum Nr. 6** ist für den Sauerstoff in der Zelle wichtig. Es wird überall dort eingesetzt, wo der Stoffwechsel behindert oder träge
geworden ist, ganz besonders bei »hartnäckigen« Fällen, wenn eine Krankheit chronisch geworden ist und sich bis in die Zelle hinein festgesetzt hat. Er ist der Hauptbetriebsstoff für die Bauchspeicheldrüse und damit wesentlich am Verdauungsgeschehen beteiligt.

Anwendung: Lufthunger, Klaustrophobie – Angst vor engen Räumen (Lift- und Seilbahnkabinen, Tunnelfahrten), Schuppen auf der Haut, Hautkrankheiten, Pigment- und Altersflecken, Unverträglichkeit von Feuchtigkeit, Völlegefühl, Übelkeit durch Aufregung.

Charakterlicher Aspekt: Wer immer die Erwartungen der anderen erfüllen will und dabei kaum an sich denkt, kommt zu kurz. Er bekommt fast keine Luft mehr. Der Ärger darüber drückt sich unter Umständen im Kummerspeck aus.

Empfehlenswerte Nahrungsmittel
- **Kalium:** Linsen, Bohnen (weiß), Sojabohnen, Spinat, Sellerie, Kohl, Erbsen, Kohlrabi, Kartoffeln, Melone, Banane
- **Schwefel:** Da Schwefel Bestandteil von Eiweiß ist, kommt er in nahezu allen eiweißhaltigen Lebensmitteln vor.

Nr. 7
Magnesium phosphoricum

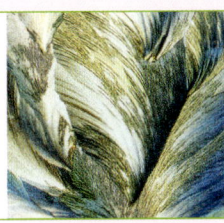

Aufgaben: Dieser Mineralstoff ist für den Aufbau der Knochen mitverantwortlich. **Magnesium phosphoricum** steuert das vegetative Nervensystem und hat daher Einfluss auf die Tätigkeit von Herz, Nerven, Kreislauf, Drüsensystem, Verdauungsorgane und Stoffwechsel. Bei allen plötzlich auftretenden, einschießenden, bohrenden und krampfartigen Schmerzen ist **Magnesium phosphoricum** angezeigt. Dieser Mineralstoff ist auch für den Aufbau der Knochen mitverantwortlich.

Anwendung: Lampenfieber, hektische Flecken, das Mittel bei unwillkürlichen Verkrampfungen (Bauchschneiden, Koliken, Regelkrämpfe, Angina pectoris, Migräne im Anfangsstadium), blitzartige Schmerzen, Knödelgefühl im Hals, Schlafstörungen (ist ein gutes Schlaf- und Weckmittel), Blähungen.

Charakterlicher Aspekt: Die Spannung, ob wohl alle Erwartungen richtig erfüllt werden können, verbraucht viel **Magnesium phosphoricum Nr. 7**. Aus dem daraus folgenden Mangel resultiert ein Schokoladehunger, der zur Körperfülle beiträgt.

Zeichen des Mangels: Bei einem Mangel an Nr. 7 Magnesium phosphoricum kommt es zu einem starken Bedürfnis nach dunkler Schokolade.

Empfehlenswerte Nahrungsmittel
- **Magnesium:** Grünes Gemüse ist reich an Chlorophyll und daher auch reich an Magnesium, Weizenkeime, Haferflocken, Reis (unpoliert), Bohnen (weiß), Vollkornprodukte, Kartoffeln
- **Phosphor:** Schmelzkäse, Edamer, Emmentaler, Parmesan, Weizenkeime, Weizenvollkornbrot, Knäckebrot, Erbsen, Bohnen, Sojabohnen, Linsen, Nüsse, Sellerie, Hefe

WISSEN

Die »heiße« Sieben

Als einziger Mineralstoff hat **Magnesium phosphoricum Nr. 7** in aufgelöster Form eine besondere Wirkung. Als »heiße Sieben« ist es in der Lage, belastende Gase zu binden und aus dem Körper abzuführen. Außerdem ist die »heiße Sieben« ein ausgezeichnetes Schmerzmittel für alle blitzartigen, einschießenden und bohrenden Schmerzen und damit auch für alle Arten von Koliken.

Lösen Sie sieben bis zehn Tabletten in einer Teetasse mit heißem, frisch aufgekochtem Wasser auf und nehmen Sie die Lösung in kleinen Schlucken in den Mund. Vor dem Schlucken sollten Sie die Lösung eine halbe Minute im Mund behalten, da die Mineralstoffe über die Mundschleimhaut aufgenommen werden.

Hinweis: Starke elektromagnetische Belastungen (E-Smog) vor allem am Schlafplatz verbrauchen sehr viel von diesem Mineralstoff.

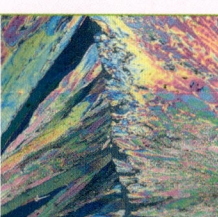

Nr. 8
Natrium chloratum (Kochsalz)

Aufgaben: Natrium chloratum reguliert den Wärme- und Flüssigkeitshaushalt im Körper. Es bildet außerdem das Knorpelgewebe und die Gelenkschmiere und ist grundsätzlich für alle Körperteile zuständig, die nicht durchblutet werden! **Natrium chloratum** bindet den Schleimstoff (Mucin), wodurch es für den Aufbau aller Schleimhäute (auch Magenschleimhaut) zuständig ist. In Kombination mit **Kalium phosphoricum** vermehrt es die Zahl der roten Blutkörperchen.

Anwendung: Fließschnupfen (wässrig), Nebenhöhlenprobleme, Kälteempfindlichkeit, empfindlich gegen Luftzug, Bandscheibenschäden, Knorpelschäden, Brandverletzungen (Auftragung als Brei!), Schuppen auf dem Kopf, kalte Hände und Füße, Blasen- und Nierenentzündung, Heißhunger auf salzige und stark gewürzte Speisen, Gelenkgeräusche (Knacken in den Gelenken), viel oder wenig Durst, salzig brennende Absonderungen, tränende Augen, Schlundbrennen (wenn es die Speiseröhre herauf brennt), Geruchs- und Geschmacksverlust.

Charakterlicher Aspekt: Wer »verschnupft« ist, weil seine gut gemeinten Wohltaten nicht so ankommen, wie sie sollten, bei dem kommt der Fluss des Lebens ins Stocken. Der Flüssigkeitshaushalt wird nicht mehr ausreichend reguliert. Das Wasser staut sich im Körper, was eine Gewichtszunahme zur Folge hat. Durch die Austrocknung der Gelenke knacken die Knorpel, ein Zeichen für fehlende Beweglichkeit.

Zeichen des Mangels: Bei einem Mangel an Nr. 8 Natrium chloratum kommt es zu einem starken Verlangen nach Salz. Es wird gesalzen, bevor gekostet wurde.

Empfehlenswerte Nahrungsmittel

- **Natrium:** Der größte Teil wird über die Nahrung durch Kochsalz aufgenommen. Eine Kochsalzzufuhr von fünf Gramm pro Tag wird für einen Menschen mit 70 kg als ausreichend angesehen. Derzeit beträgt jedoch der Mittelwert der tatsächlichen Zufuhr etwa 10 Gramm pro Tag. Da eine hohe Zufuhr von Natrium eher belastend wirkt (blutdrucksteigernd), wird eine kochsalzarme Kost empfohlen.
- **Chloride:** Chlor wird mit kochsalzhaltigen Lebensmitteln wie Käse, Wurst- und Fischwaren, Fleisch und Brot als Chlorid aufgenommen. Die Aufnahme über den Darm erfolgt rasch, Überschüsse werden beim Gesunden über die Nieren ausgeschieden.

Nr. 9
Natrium phosphoricum

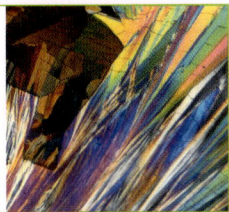

Aufgaben: Dieses Salz reguliert den Säure-Basen-Haushalt, besonders auch den Harnsäurespiegel. Es reguliert außerdem den Fettstoffwechsel und mit seiner Hilfe baut der Körper Zucker ab.

Anwendung: Sodbrennen (brennt nur im Magen »unten«), saures Aufstoßen, Rheuma, geschwollene Lymphknoten, Talgprobleme, Mitesser, Akne, Fettsucht, fette oder trockene Haare oder Haut, chronische Mattigkeit/Müdigkeit, Hunger nach Süßigkeiten und Mehlspeisen, sauer-scharfe Absonderungen.

Charakterlicher Aspekt: Wenn jemand »sauer« ist, und zwar im wahrsten Sinn des Wortes, kann der Fetthaushalt nicht mehr ausreichend reguliert werden. Die Fettleibigkeit kann hier durchaus ihre Wurzeln haben.

Zeichen des Mangels: Bei einem Mangel an Nr. 9 Natrium phosphoricum kommt es zu einem starken Bedürfnis nach Süßigkeiten und Mehlspeisen sowie einem Bedürfnis oder Ablehnung von Fett.

Empfehlenswerte Nahrungsmittel

- **Natrium:** Der größte Teil wird über die Nahrung durch Kochsalz aufgenommen. Eine Kochsalzzufuhr von fünf Gramm pro Tag wird für einen Menschen mit 70 kg als ausreichend angesehen. Derzeit beträgt jedoch der Mittelwert der tatsächlichen Zufuhr etwa 10 Gramm pro Tag. Da eine hohe Zufuhr von Natrium eher belastend wirkt (blutdrucksteigernd), wird eine kochsalzarme Kost empfohlen.
- **Phosphor:** Schmelzkäse, Edamer, Emmentaler, Parmesan, Weizenkeime, Weizenvollkornbrot, Knäckebrot, Erbsen, Bohnen, Sojabohnen, Linsen, Nüsse, Sellerie, Hefe

Nr. 10
Natrium sulfuricum

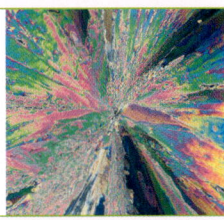

Aufgaben: Im Gegensatz zu **Natrium chloratum Nr.** 8, das die Körperzellen im richtigen Maß mit Wasser versorgt und biologische Gifte bindet, können mit **Natrium sulfuricum Nr. 10** bestimmte Schadstoffe in der Leber umgebaut und dadurch ausgeschieden werden. Dadurch wird die Schlackenflüssigkeit im Körper reduziert, das Gewicht nimmt ab.

Anwendung: Verschlackung (stinkende Winde), Durchfall, zerschlagenes Gefühl in den Gliedern (beginnende Grippe), geschwollene Augen (vor allem morgens) und Tränensäcke, Vergiftungskopfschmerz (Kater), Reißen und Ziehen in den Gelenken, hohe Zuckerwerte, geschwollene Beine, Druck im Ohr, offene Beine, Juckreiz auf der Haut (juckend – beißend), Hautkrankheiten, Fieberblasen und Herpes.

Charakterlicher Aspekt: Starke Gefühle wie Wut, Zorn und Hass verschlacken den Körper. Aber es sind manchmal diese Gefühle, die einen Menschen erfüllen, der sein Bestes gibt, um andere zu beglücken, um ihnen Glück und Zufriedenheit zu bescheren. Das gelingt ihm oft nicht, besonders wenn er die anderen zu ihrem Glück zwingen will. Die bei den darauf folgenden starken Gefühlen entstehenden Schadstoffe, die aus der Enttäuschung entstehen, dass die anderen sich dem »aufdiktierten Glück nicht hingeben«, werden an Flüssigkeit gebunden. Die entstehende Schlackenflüssigkeit schwemmt den Körper regelrecht auf.

Zeichen des Mangels: Bei einem Mangel an Nr. 10 Natrium sulfuricum kommt es zu einem starken Bedürfnis nach Bitterem: bei Speisen nach Chicoree oder Radicchio, bei Getränken z. B. nach Campari.

Empfehlenswerte Nahrungsmittel
- **Natrium:** siehe Seite 22
- **Schwefel:** Da Schwefel Bestandteil von Eiweiß ist, kommt er in nahezu allen eiweißhaltigen Lebensmitteln vor.

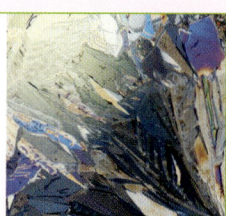

Nr. 11
Silicea

Aufgaben: In sämtlichen Zellen des menschlichen Körpers finden sich sehr hohe Anteile an Kieselsäure. Die Kieselerde ist hauptverantwortlich für die Bildung des Bindegewebes und zuständig bei Brüchigkeit des Bindegewebes. Mit **Silicea Nr. 11** neutralisiert und bindet der Körper Säure.

Anwendung: Bindegewebsschwäche, Licht- und Geräuschempfindlichkeit, Zucken der Lider, schlechte Haare (gespaltene Haarspitzen) und Nägel (lösen sich in Schichten auf), Ischiasschmerzen, stinkender Schweiß (Fußschweiß), Schwangerschaftsrisse (Striae), Leistenbruch (manchmal ist eine Operation notwendig!)

Charakterlicher Aspekt: Damit die Verbindung zwischen Menschen nicht in die Brüche geht, nehmen manche viel auf sich. Sie versuchen, Spannungen, Streit und Auseinandersetzungen zu unterbinden oder auszugleichen, indem sie harmonisieren. Dabei bauen sie viel Bindegewebe auf, das ihr Gewicht vermehrt.

Schweiß sollte nicht unterbunden werden, da sich sonst Nierensteine bilden können.

Empfehlenswerte Nahrungsmittel
- **Silicea:** Kopfsalat, Zwiebel, Rettich, Topinambur, Gerste, Hafer, Hirse, Zinnkraut, Spinat, Wirsingkohl.

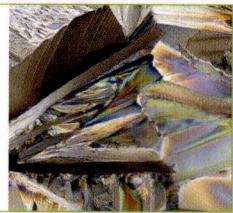

Nr. 12
Calcium sulfuricum

Aufgaben: Dieser Mineralstoff, der hauptsächlich in Leber, Galle und Muskeln vorkommt, wirkt schleimlösend und ausscheidungsfördernd, bringt alles »in Fluss«.

Anwendung: Stockschnupfen, eitrige Mandel- und Halsentzündung, chronische Bronchitis, eitrige Mittelohrentzündung, Zahnfleischentzündung, Abszess, Eiterfistel, Rheuma, Gicht.

Charakterlicher Aspekt: Wenn alles in die Brüche gegangen ist, hilft kein Verkapseln. Dadurch wird nur alles hineingepresst und nichts geht mehr hinaus! Es hilft auch nicht das Kleben am anderen, dem die ganze Verantwortung für das eigene Leben zugemutet wird.

Hinweis: Bei Eiterungen, auch bei einer Neigung zu diesen, wird grundsätzlich folgende Mischung empfohlen: Natrium phosphoricum Nr. 9, Silicea Nr. 11, und Calcium sulfuricum Nr. 12.

Empfehlenswerte Nahrungsmittel
- **Kalzium:** Milch, Milchprodukte, Schnittkäse, Weichkäse, Grünkohl, Spinat, Brokkoli, Lauch, Sellerie, Kohlrabi, Kresse, Eier, Fische, Gemüse, Nüsse
- **Schwefel:** Da Schwefel Bestandteil von Eiweiß ist, kommt er in nahezu allen eiweißhaltigen Lebensmitteln vor.

Die Erweiterungsmittel

Im Zuge der Weiterentwicklung der Heilweise wurden 15 weitere Mineralstoffverbindungen gefunden, die hier ebenfalls kurz vorgestellt werden. Alle Erweiterungsmittel sollten in D 12 eingenommen werden, da sie hochwirksame Mineralstoffverbindungen enthalten, die auch im Körper nur in geringen Mengen vorkommen.

Nr. 13

Kalium arsenicosum

Aufgaben: Das Mittel wirkt wie ein Anabolikum, wenn die Lebenskräfte geschwunden sind, und dämpft übermäßigen Substanzverbrauch. Eine wichtige Funktion als Betriebsstoff der Hypophyse, macht diesen Funktionsstoff zu einem zentralen und übergeordnet regulierenden Mineralstoff im Hormon-, Schilddrüsen-, Haut- und Stressgeschehen.

Anwendung: Herzklopfen (Tachykardie) bis zur Herzangst, Entzündung der Schleimhäute, Kitzelhusten, Schnupfen mit Absonderung, wobei die Nase schon brennt, Schwächezustände, Hautverdickungen, juckende Ekzeme, schuppende Hautausschläge, Hautleiden (chronische Hauterkrankungen mit heftigem Juckreiz), Magen-Darm-Schmerzen, die mit Brechdurchfällen einhergehen und zu einem raschen Kräfteverfall führen, Magen- und Darmentzündungen und wässrige Durchfälle, Regelstörungen, unerfüllter Kinderwunsch (Männer und Frauen), Geburt, Stillen, Minderwuchs, Schilddrüsenprobleme, Stress.

Nr. 14

Kalium bromatum

Aufgaben: Kaliumbromid wird in der Biochemie nach Dr. Schüßler vor allem verwendet bei Störungen im Bereich der Nerven, es wirkt also beruhigend. Ein Mangel an **Kalium bromatum Nr. 14** macht die Menschen ruhelos, nervös, umtriebig oder im Gegenteil teilnahmslos. Menschen verspüren oft eine innere Unruhe, ein inneres Vibrieren, wobei sie aber nach außen sehr müde und antriebslos wirken können, kraftlos und trotzdem aufgewühlt sind. Stark hervortretende Augäpfel sind das antlitzanalytische Zeichen für einen Mangel an **Kalium bromatum Nr. 14**. Die stehen oft in Zusammenhang mit Regulationsstörungen der Schilddrüse. Daher wird **Kalium bromatum** meist zusammen mit **Kalium jodatum Nr. 15** gegeben, besonders bei großer innerer Unruhe. Der Genuss von Kochsalz ist weitestgehend einzuschränken, da es die Wirkung von **Kalium bromatum** vermindert.

Anwendung: Aufregung, Kopfschmerzen, auch als Folge geistiger Überanstrengung, Migräne, Schilddrüsenerkrankungen (auch Basedow'sche Krankheit), Schleimhautreizungen, Regelstörungen, nervöse Sehstörungen und als Beruhigungsmittel bei Schlaflosigkeit.

Brom im Körper. Brom ist im menschlichen Körper nur in sehr geringen Mengen vorhanden. Es wurde in den endokrinen Drüsen (Drüsen mit innerer Ausschüttung) gefunden. Mängel verursachen hauptsächlich Belastungen beziehungsweise Störungen der Nerven, des Gehirns und der Drüsen.

Nr. 15

Kalium jodatum

Aufgaben: Es beeinflusst die Blutzusammensetzung, dämpft (krankhaft) erhöhten Blutdruck, dient der Anregung der Herz- und Hirntätigkeit, fördert den Appetit und die Verdauung. Es ist **das** Schilddrüsenmittel schlechthin.

Anwendung: Chronisches, auch krampfhaftes Räuspern (als ob etwas im Hals stecken würde), Druck am Hals (kann sich bis zu Würgegefühlen steigern), Neigung zu niedergedrückter Stimmung (weinerlich, fast depressiv), Kropf (geht bei längerer, konsequenter Einnahme unter Umständen zurück), Herzrasen, Schweißausbrüche, Schwindelgefühle, besondere Erregbarkeit.

Nr. 16
Lithium chloratum

Aufgaben: Lithium beeinflusst unter anderem den Schilddrüsenstoffwechsel. Dabei reguliert es die Jodaufnahme der Schilddrüse, was aber allenfalls bei Hyperthyreose (Schilddrüsenüberfunktion) zum Tragen kommen kann. **Lithium chloratum Nr. 16** ist wichtig für eine gute Immunabwehr, auch zum Beispiel zur Abwehr von Herpesviren. Außerdem hat der Mineralstoff Einfluss auf die Lösung der Harnsäure und hebt die schädigende Wirkung bestimmter Stoffe im Inneren der Zelle auf.

Anwendung: Gichtisch-rheumatische Erkrankungen mit schmerzhafter Anschwellung und Versteifung der Gelenke, Beschwerden mit Beteiligung des Herzens, die sich in Herzstichen, Herzklopfen, Herzzittern und Herzflattern zeigen, Entzündungen der ableitenden Harnwege, Nierenentzündungen, Nierenstauungen, Blasenentzündungen, Blasenkatarrhe, Harnröhrenkatarrhe und Aderverkalkung.

Lithium im Körper. Lithium kommt im menschlichen Körper nur in außerordentlich kleinen Mengen vor, sodass es lange dauerte, bis es überhaupt festgestellt werden konnte. Doch gerade bei diesem Mineralstoff zeigt sich, dass die Bedeutung eines Stoffes für den Körper nicht von der Menge, sondern von einer angemessenen Dosierung abhängt.

Nr. 17
Manganum sulfuricum

Aufgaben: Mangan ist ein essenzielles Spurenelement. In der Biochemie nach Dr. Schüßler wird dieser Mineralstoff unterstützend zu **Ferrum phosphoricum Nr. 3** gegeben, außerdem bei Blutstauungen in den Gefäßen. Er ist beteiligt an der Blutgerinnung, fördert die Knorpelbildung (in Kombination mit **Natrium chloratum Nr. 8**) und die Knochenmineralisation. Mit Mangan können die für die Energieübertragung wichtigen ATP-Komplexe (Adenosintriphosphat-Komplexe) gebildet werden und es wirkt antioxidativ. Außerdem wird der Harnstoffwechsel gefördert. Beim Aufbau einer guten physischen Leistungsfähigkeit spielt **Manganum sulfuricum Nr. 17** eine bedeutende Rolle.

Anwendung: Diabetes, Hepatitis, Alkoholabusus, rheumatoide Arthritis, wandernde rheumatisch-gichtische Beschwerden, welche sich bei Witterungswechsel vor allem zu nasskaltem Wetter verschlimmern, Arteriosklerose, Nervenschwäche, Gedankenschwäche infolge Überarbeitung, Knorpelschäden, Energiemangel, Säurebelastung, Zahnschmerzen, Sehschwäche und Augenlidentzündungen.

Nr. 18
Calcium sulfuratum

Aufgaben: Als Anwendungsgebiete werden Erschöpfungszustände mit Gewichtsverlust (trotz Heißhunger) angegeben. Wird **Calcium sulfuratum** als Regulans der Oxidationsprozesse bei der Disulfidbrückenbindung/bzw. -spaltung gesehen, hat es einen wichtigen Stellenwert als Antioxidans.

Anwendung: Hinsichtlich der Ausleitung von Schwermetallen, vor allem Amalgam, hat dieser Mineralstoff eine besondere Bedeutung. Grundsätzlich gilt es als Ausscheidungsmittel für schwer ausscheidbare Stoffe und ist das Hauptmittel in der Hepaxen – Ausleitungsmischung. Menschen, die mit Schwermetallen belastet sind, bauen unter Umständen Fettgewebe auf.

Nr. 19
Cuprum arsenicosum

Aufgaben: Cuprum arsenicosum hat Bedeutung für die geistige Entwicklung von Kindern, ist ein Krampfmittel und wichtig für den Gehirnstoffwechsel. Es unterstützt den Bindegewebs- und Knochenaufbau, ist an der Bildung von Melanin, den Pigmentierungsstoff der Haut, beteiligt, hat einen Einfluss auf die Schilddrüse, wirkt antioxidativ, unterstützt den Eisenhaushalt und auch den Cholesterinstoffwechsel.

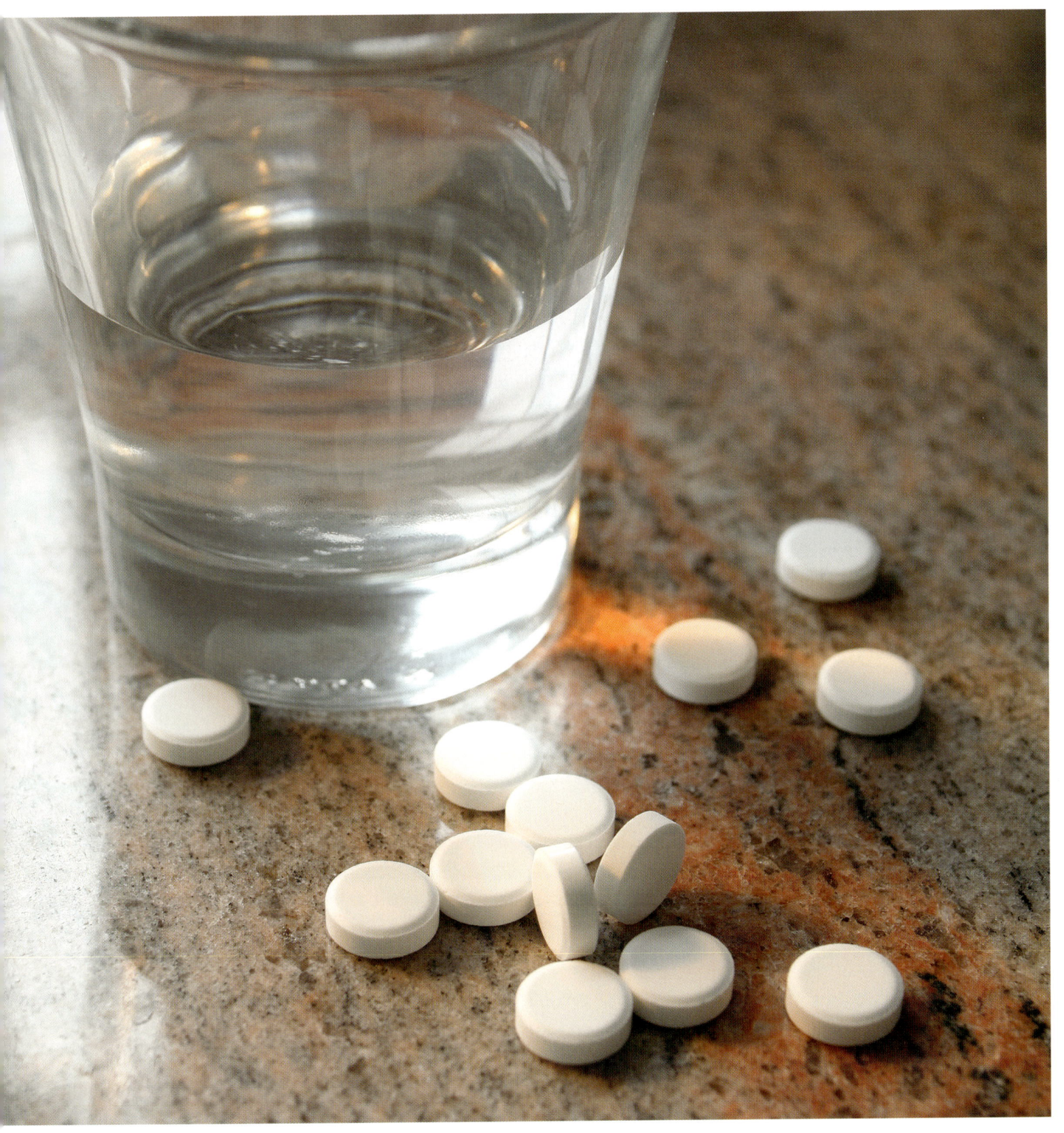

Anwendung: Krämpfe des Zentralnervensystems, weshalb es auch bei Epilepsie begleitend überlegt werden könnte, in Kombination mit anderen Mineralstoffen bei Fieberkrämpfen, Koliken des Magen-Darm-Traktes, chronischen Kopfschmerzen, in der Schwangerschaft und bei Stressbelastungen. Es ist angezeigt bei Menstruationsbeschwerden und kann auch bei Restless legs angewendet werden. Bei Bindegewebsverhärtungen ist die Anwendung dieses Mineralstoffs empfehlenswert.

Kupfermangel. Bestehen Mängel an Kupfer, muss nicht sofort an eine hoch dosierte Kupfersupplementierung gedacht werden. Eine Substitution im Sinne einer feinstofflichen intrazellulären Kupfersupplementierung durch Cuprum arsenicosum Nr. 19 ist besonders wichtig und für uns sinnvoll.

Nr. 20

Kalium-Aluminium sulfuricum

Aufgaben: Aus dem Vergiftungsbild von Aluminium abgeleitet, wird der Mineralstoff vorzugsweise bei Verstopfung und Blähkoliken eingesetzt. Bei einer zu langen Einnahme von Antazida (Mittel gegen zu viel Magensäure) mit Aluminiumanteil kommt es zu Verstopfungen und unter Umständen durch eine mangelnde Verdauung der Speisen (die Magensäure wurde gebunden) zu Blähungen, die mit kolikartigen Beschwerden einhergehen.

Anwendung: Irritationen des Nervensystems bei vorliegender Aluminiumbelastung, Trockenheit der Schleimhäute, trockener Husten, Mund- und Halstrockenheit, Obstipation (Verstopfung), trockene spröde Haut, nach Impfungen zur Begleitung in der »Impfmischung« (**Calcium phosphoricum Nr. 2, Ferrum phosphoricum Nr. 3, Kalium chloratum Nr. 4** und **Kalium-Aluminium sulfuricum Nr. 20**).

Hinweis: Bei der Einnahme von Kalium-Aluminium sulfuricum kann kurzzeitig metallischer Geschmack auftreten.

Nr. 21

Zincum chloratum

Aufgaben: Dieses Spurenelement in der Schüßler Zubereitung ist wichtig für Eiweißsynthese, Wachstum, Fortpflanzung, Augenstoffwechsel und das immunologische Gedächtnis der Zellen. **Zincum chloratum** ist ein wichtiges Antioxidans, bindet Schwermetalle und leitet diese auch aus. Dieser Mineralstoff unterstützt den Aufbau von Kollagen und Elastin. Zink wird zur Insulinspeicherung benötigt und ist daher für Diabetiker besonders wichtig. In der Leber wird der Alkoholabbau gefördert und in der Niere das Säure-Basen-Gleichgewicht aufrechterhalten, dafür ist Zink eine wichtige Komponente. Zink spielt eine wichtige Rolle für den Stoffwechsel von Haut, Haaren und Nägeln, weil es am Keratinaufbau beteiligt ist. Diese Nummer ist, ähnlich wie **Nr. 8 Natrium chloratum** bedeutend für den Aufbau von Schleimhäuten.

Anwendung: Lichtempfindlichkeit und Nachtblindheit, brüchige Nägel, gerillte Nägel und/oder weiße Flecken auf den Nägeln, Haarausfall, auch bei vorzeitigem Ergrauen, Wachstumsstörungen und verzögerte sexuelle Entwicklung bei Kindern, Reduktion des Geruchs- und Geschmacksempfindens, Schleimhautprobleme, Diabetes Typ I, Ekzeme, Schwangerschaftsstreifen, schlechte Wundheilung, Abszesse, oxidative Belastung, Nervosität, Einschlafstörungen und Unruhe. **Zincum chloratum Nr. 21** sollte in Kombination mit anderen Mineralstoffen eingesetzt werden bei Osteoporose, Knochenstoffwechselerkrankungen, zur Unterstützung der Alkoholentgiftung der Leber, der Schilddrüsenregulierung, bei Immunschwäche, Stressbelastung und zur Unterstützung von Sportlern. Bei Schwermetallbelastung wird körpereigenes Zink verbraucht.

Kupfer und Zink. Kupfer und Zink sollten auf der Makroebene nicht zusammen eingenommen werden, weil sie direkte Konkurrenten sind. Besonders eine erhöhte Zinkeinnahme führt längerfristig zu Kupferverarmung. Im Mikrobereich, der Biochemie nach Dr. Schüßler ist die gleichzeitige Einnahme als Kombination oder Mischung in der Tagesdosis möglich und oft sogar empfehlenswert, beziehungsweise sinnvoll.

Nr. 22

Calcium carbonicum

Aufgaben: Mit **Calcium carbonicum** kann die Konstitution eines Menschen beeinflusst werden. Daraus leitet sich eine langsame, aber anhaltende Wirkung ab. Es wirkt sich auf das vegetative Nervensystem aus und steuert Nahrungsaufnahme und Ausscheidungen. Zu den Calciumverbindungen gehörend, kommt es natürlich zum Einsatz bei allen Knochenleiden.

Das Leben im Gebirge scheint diesen Mineralstoff zu erschöpfen, weil sich der Körper permanent gegen die starke Strahlung der Berge abschirmen muss.

Anwendung: Neigung zu chronischen Schleimflüssen, Schleimhautkatarrhe der Augen, Ohren und Luftwege, Durchfälle, schwächlicher Körperbau und schlechte Ernährung, Anlage zum Dick- und Fettwerden in jungen Jahren. **Calcium carbonicum Nr. 22** ist vor allem ein Kindermittel, das speziell bei allgemeinen Entwicklungsrückständen zum Einsatz kommt.

Charakterlicher Aspekt: Geht ein Mensch lange Zeit mit seinem Willen über seine körperlichen Grenzen hinweg, verbraucht sich dieser Mineralstoff übermäßig.

Nr. 23

Natrium bicarbonicum

Aufgaben: Natrium bicarbonicum kann die Ammoniakentgiftung in der Leber anregen und regulieren. Die in der Leber stattfindende Harnstoffsynthese braucht Hydrogencarbonat- und Ammonium-Ionen. Um das Zellgift Ammoniak auszuscheiden, wird Harnstoff erzeugt und über die Nieren ausgeschieden. Dieser Mineralstoff unterstützt die Ausscheidung aller harnpflichtigen Substanzen, die über den Harn ausgeschieden werden müssen. Er hat auch direkten Einfluss auf die Tätigkeit der Bauchspeicheldrüse in Bezug auf das basische Bikarbonat.

Anwendung: Starke Übersäuerung des Magens, Bauchspeicheldrüsenprobleme, regt einen trägen Stoffwechsel an, Säure-Basen-Haushalt-Regulativ.

Nr. 24

Arsenum jodatum

Aufgaben: Minimale Gaben von Arsen mobilisieren bereits in den Geweben fixiertes Gift und bringen es zur Ausscheidung, was bei einer Stimulierung der Ausscheidung von Giften erwünscht ist. In der Biochemie nach Dr. Schüßler gilt dieser Mineralstoff als »Turboreiniger« bei allergischen Reaktionen. Arsen hat eine große Affinität zu Sauerstoff, Phosphor, Schwefel und Jod, also Stoffen, die direkt oder indirekt sowohl an der Verbrennung als auch Umsetzung von Körpersubstanzen beteiligt sind.

Anwendung: Hypothyreose, womit der Grundumsatz steigt und das Gewicht sinkt. Permanentes Kältegefühl, Blaufärbung der Extremitäten, Schweratmigkeit, verminderte Lungenfunktion, Schwächung nach oder bei Lungenkrankheiten, vermehrte Speichelsekretion, zähes Bronchialsekret, Heuschnupfen, allergisches Asthma, nässende Ekzeme, chronische, juckende Hautausschläge, Abmagerung, Vergiftungen (Arsenablagerungen) und chronischer Darmkatarrh.

Nr. 25

Aurum chloratum natronatum

Aufgaben: Dieser Mineralstoff bewirkt über seinen Einfluss auf die Zirbeldrüse eine ausreichende Ausschüttung von Melatonin, dem »Rhythmushormon«. **Aurum chloratum natronatum** wirkt sich auf den gesamten Hormonhaushalt aus, ist an der Regelung der Körperkerntemperatur beteiligt und hat Bedeutung für den arteriellen Blutkreislauf und das Herz.

Anwendung: Einfluss auf Schlaf-wach-Rhythmen, Jetlag, Schlafstörungen, oxidativer Stress, Einfluss auf die Fruchtbarkeit, Beeinflussung der Durchblutung der Peripherie, blutdrucksenkend mit anderen Mineralstoffen, Menstruationsbeschwerden, Entzündungen und Verhärtungen der weiblichen Geschlechtsorgane, Endometriose, unklare Pap-Werte (Vorstufen von Gebärmutterhalskrebs), Myome, Zysten, Polypen, depressive Verstimmungszustände und prämenstruel-

DIE ERWEITERUNGSMITTEL

les Syndrom (PMS), Hormonschwankungen, chronische Lebererkrankungen und Angina pectoris (Brustenge, Herzenge). Ältere Menschen zeigen nachts nicht mehr so hohe Melatoninwerte, weshalb der Einsatz von **Aurum chloratum natronatum Nr. 25** bei Schlafstörungen älterer Menschen angezeigt ist.

Vollmond und Neumond können Einfluss auf die lichtabhängige Freisetzung des Melatonins haben. Aurum chloratum natronatum kann deshalb bei Schlafwandeln angewendet werden.

Nr. 26
Selenium

Aufgaben: Dieser Mineralstoff wird häufig in Kombination mit **Natrium sulfuricum Nr. 10** gegeben, besonders um oxidative Schädigungen der Leber zu beheben beziehungsweise den Leberstoffwechsel vor allem in Bezug auf die Entgiftungsleistung der Leber zu verbessern. Außerdem ist er ein Schilddrüsenregulativ und in der Antioxidanzienmischung der Biochemie nach Dr. Schüßler enthalten.

Anwendung: Krebsvorsorge, besonders zum Schutz vor Hautkrebs (Melanom), Arteriosklerose und Thromboseneigung, Herpesanfälligkeit, Augenerkrankungen und Sehstörungen, da Netzhaut und Iris besonders reich an Selen sind, Schwermetallvergiftungen, neurasthenische Beschwerden, leichte Erschöpfbarkeit, Nachlassen der körperlichen und geistigen Leistungsfähigkeit, Neigung zu Flugthrombose, Alkoholentzug, Raucherentwöhnung und Diabetes.

Nr. 27
Kalium bichromicum

Aufgaben: Dieser Mineralstoff unterstützt die Eisenaufnahme, ist an der Regulierung der Cholesterinwerte und damit an der Arteriosklerosevorbeugung beteiligt. **Kalium bichromicum** ist für Sportler von großer Bedeutung und beeinflusst den Hunger-Sättigungs-Mechanismus, wodurch er die Gewichtsabnahme fördert (Essbremse). Außerdem beeinflusst er die Schilddrüsentätigkeit und hilft bei der Reinigung und Erneuerung des Blutes. Ebenso bedeutend ist dieser Funktionsstoff im Hinblick auf den Glukosestoffwechsel und diabetischen Erkrankungen.

Anwendung: Anämie, Diabetes, Basedow-Erkrankung, Erkrankungen der Nebennieren, Akne, Schleimhautkatarrhe, besonders bei sehr zäh-strähnigen Schleimabsonderungen (in Kombination mit **Kalium chloratum Nr. 4**). Bei geschwürartigen Veränderungen der Haut, wie langwierigen Hornhautgeschwüren und chronischen Eiterungen oder Katarrhen, sollte an eine Kombination mit **Calcium sulfuricum Nr. 12** gedacht werden. Metabolisches Syndrom ist als Stoffwechselerkrankung im Kohlenhydrat und Fettstoffwechsel ein wesentliches Anwendungsgebiet für diesen Mineralstoff.

Wichtige Kombinationen. Wenn dem Auftreten von unangenehmen Reaktionen wegen einseitiger Einnahme der Schüßler-Salze vorgebeugt werden soll, dann müssen folgende Hinweise beachtet werden:

- Wenn durch Kalium sulfuricum Nr. 6 Schadstoffe aus den Zellen in den Stoffwechsel gelangen, muss dieser Mineralstoff mit Natrium sulfuricum Nr. 10 kombiniert werden, um die Schadstoffe aus den Körper auszuleiten.
- Werden durch Silicea Nr. 11 Säuren im Körper frei, dann muss Natrium phosphoricum Nr. 9 dazugegeben werden.
- Durch Calcium sulfuricum Nr. 12 werden nicht nur Säuren frei, sondern auch Schadstoffe beweglich. Die Kombination mit Natrium phosphoricum Nr. 9 und Natrium sulfuricum Nr. 10 ist notwendig!

Die Mineralstoffspeicher

Wer gesund bleiben will, muss vorsorgen. Um die Problematik von Störungen im Stoffwechsel verstehen zu können, ist es unbedingt notwendig, vorher auf das Thema der Mineralstoffspeicher einzugehen. Sie sind dafür zuständig, dass der Körper nicht bei der kleinsten Belastung an die Grenzen seiner Möglichkeiten kommt.

Sie versetzen den Organismus in die Lage, Belastungen aufzufangen beziehungsweise abzupuffern. Ohne diese Möglichkeit wäre das Leben sehr eingeschränkt, wie es eben dann für alle ist, deren Speicher weitestgehend erschöpft sind. Menschen mit schweren, lebensbedrohlichen Belastungen haben keine Mineralstoffe mehr frei verfügbar, die Speicher arbeiten auf sehr niedrigem Niveau, er ist nahezu entleert. Man kann das mit einem Leben »von der Hand in den Mund« vergleichen, wie es das Sprichwort treffsicher ausdrückt. Das heißt, der Organismus lagert bei der Zufuhr von überlebensnotwendigen Mineralstoffen diese nicht in den Speicher ab, sondern ist gezwungen, sie sofort einzusetzen, um belastetes Gewebe wieder zu regenerieren und die wichtigsten Lebensfunktionen im Körpers aufrechtzuerhalten.

Sollten auch die Langzeitspeicher bis an die Grenzen ausgeschöpft sein, muss der Körper Gewebe abbauen. Das macht sich in schweren Betriebsstörungen, also Krankheiten, bemerkbar. Diese halten so lange an, wie der Organismus unter Ausnützung der verbleibenden Mineralstoffe einen minimalen Betrieb aufrechterhalten kann. Der Körper wird auf »Sparflamme« gesetzt.

Auffüllen der Speicher

Mineralstoffspeicher und Gesundheit stehen in einem sehr engen Zusammenhang. Bei gefüllten Speichern herrscht ein Wohlgefühl, verbunden mit einer großen Spannkraft. Gesundheit ist mehr als nur die Abwesenheit von Krankheit. Sie besteht in einer guten Grundkonstitution. Voraussetzung dafür ist, dass die Mineralienspeicher gefüllt sind. Das Bestreben des Organismus ist immer danach ausgerichtet, die Speicher möglichst gefüllt zu haben.

Werden die Speicher durch verschiedene Beanspruchungen nicht mehr aufgefüllt, sondern sogar abgebaut, kommt ein Müdigkeitsgefühl auf, das sich nicht mehr so leicht abschütteln lässt. Man fühlt sich ausgelaugt, verbraucht, erschöpft, abgespannt, nicht wohl – einfach ausgebrannt.

WISSEN

Wenn der Speicher geleert wird

Geht jemand in der kalten Jahreszeit mangelhaft bekleidet ins Freie, verbraucht der Organismus, weil die Kälte ungehindert an die Hautoberfläche gelangen kann, für die Wärmeregulierung enorm viele Moleküle **Natrium chloratum Nr. 8**. Die Moleküle werden aus dem aktuellen Speicher, den Körperflüssigkeiten, entnommen. In diesen entsteht natürlich ein Defizit, das der Organismus wieder ausgleichen will.

Werden nun die Mängel nicht behoben, indem man zum Beispiel Mineralstoffe nach Dr. Schüßler zu sich nimmt, werden die Mineralstoffe aus den Langzeitspeichern geholt. Man kann sie auch die konstitutionellen Speicher nennen. In der Umgangssprache heißt es dann: »Das ging an die Substanz. Ich habe schon von meiner Substanz gezehrt!« Der aktuelle Speicher muss für besondere Belastungen immer aufgefüllt sein. Er ist der Puffer, mit dem überraschende Belastungen aufgefangen werden können.

Der Speicher für **Natrium chloratum Nr. 8** sind die Schleimhäute, besonders die Nasenschleimhäute. Die Moleküle sind mit dem Schleimstoff verknüpft. Wenn die Mineralstoffmoleküle nun für den aktuellen Speicher abgerufen werden, fällt der Schleimstoff als Abfall an. Das ist der uns sehr bekannte Rotz beim Schnupfen. Die Menschen sagen dann, sie hätten sich kürzlich verkühlt, weil sie einen Schnupfen haben.

Das Leben wird enger

Je mehr der Speicher entleert wird, umso belastender werden die Betriebsstörungen (Krankheiten). Aber auch der mangelhaft gefüllte Speicher selbst stellt eine Betriebsstörung dar, wie schon erläutert wurde. Werden nämlich »seine« Mineralstoffe in einem größeren Maße beansprucht, zum Beispiel bei einer besonderen Belastung, so kann er sie nicht zur Verfügung stellen. Es kommt zur Panik, zur Allergie oder gar zum Zusammenbruch. Bevor es so weit kommt, wird der Mensch in einem Ausweichverhalten von Situationen ferngehalten, in denen er mit Stoffen in Berührung kommt, die er nicht verträgt.

Bestehen nun größere Mängel und entsprechende gesundheitliche Probleme und werden Mineralstoffe nach Dr. Schüßler eingenommen, so füllt der Körper nach und nach die Speicher auf und regeneriert sich. Allmählich verschwinden die einzelnen Symptome. Der Organismus entscheidet jeweils, was von größerer Bedeutung ist: das weitere Auffüllen des Speichers oder die Bearbeitung eines anstehenden gesundheitlichen Problems.

Bei der Einnahme der Mineralstoffe nach Dr. Schüßler ist der Zusammenhang zwischen Betriebsstoffen und ihren Speichern unbedingt zu berücksichtigen. Sonst würde ein wesentlicher Bestandteil einer grundlegenden Heilung außer Acht gelassen. Es ist spannend zu beobachten, wenn bei solcher Behandlungsweise der Mensch langsam seine Probleme los wird, zugleich auch aber auch immer stärker und widerstandsfähiger wird.

Einnahme der Mineralstoffe

Am besten die Mineralstoffe nach Dr. Schüßler einzeln im Mund zergehen lassen. Es können auch mehrere Mineralstofftabletten auf einmal in den Mund genommen werden.

Die Mineralstoffe können auch in Wasser gelöst werden. Diese Lösung ist schluckweise zu trinken, wobei jeder Schluck möglichst lange im Mund behalten werden sollte. Die Wirkstoffe werden über die Mund- und Rachenschleimhäute in den Körper aufgenommen.

Beim Lösen der Schüßler-Salze brauchen Sie nicht umzurühren. Nehmen Sie einfach die Lösung über dem Milchzuckersatz schlückchenweise ein. Wenn Sie das Mineralstoff-Wasser-Gemisch jedoch umrühren wollen, dann verwenden Sie am besten einen Löffel. Für Diabetiker ist es grundsätzlich am besten, die Mineralstoffe aufzulösen. Sie geben zuerst das Wasser in das Glas und dann die Mineralstoffe dazu. Rühren Sie nicht um. Trotzdem gelangt ein wenig Laktose in die Lösung, was aber nur in extremen Fällen von Bedeutung ist.

Anmerkung: Verwenden Sie kühles Wasser, denn je wärmer das Wasser ist, umso mehr Milchzucker löst sich.

Tipp

Wichtig für Diabetiker: 48 Tabletten Mineralstoffe nach Dr. Schüßler zu je 0,25 Gramm entsprechen zwölf Gramm Kohlenhydrate (1 BE). 48 Tabletten haben 45 Kilokalorien (Kcal).

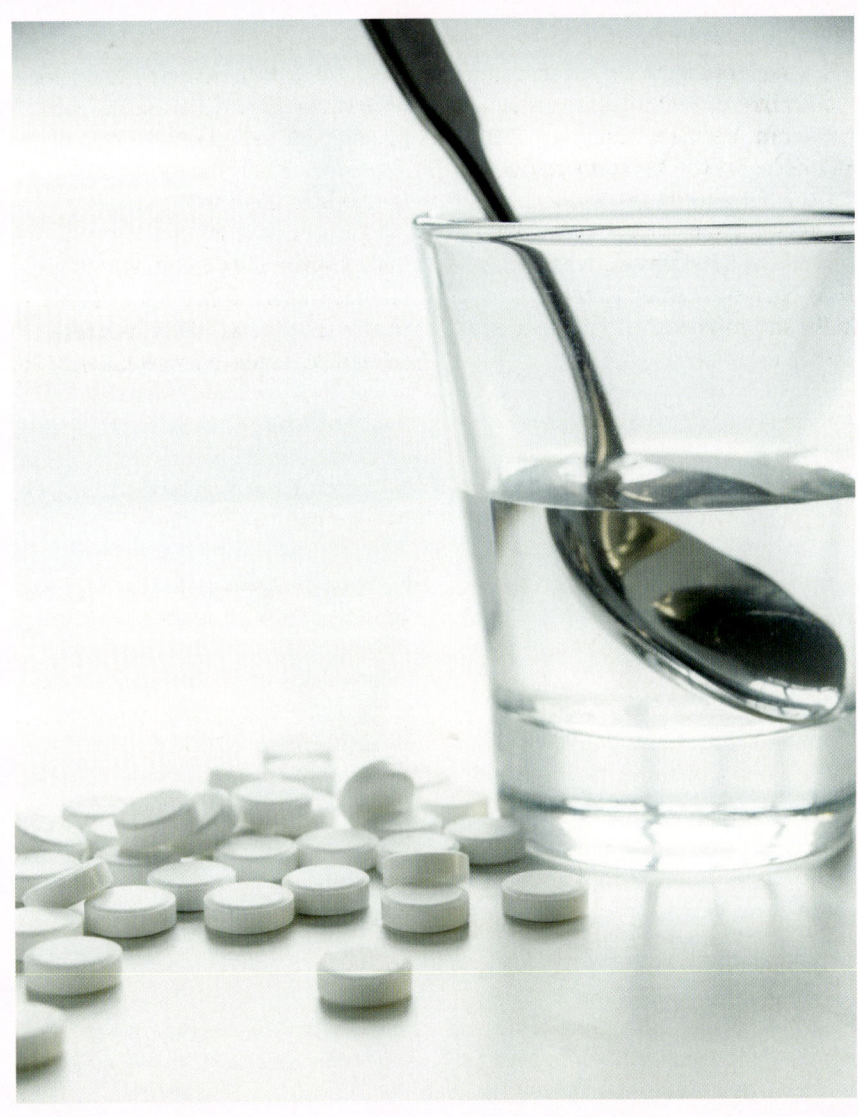

33

Mögliche Antworten des Körpers auf die Schüßler-Salze

Wenn der Organismus mit den zur Verfügung gestellten Mineralstoffen zu arbeiten beginnt, bekommt man das zu spüren.

Bei der Einnahme der Mineralstoffe nach Dr. Schüßler kann es zu unliebsamen Reaktionen kommen, die aber den einsetzenden Erfolg der angesetzten Therapie bestätigen, auch wenn sie nicht angenehm sind, aber durch zusätzliche Gaben von Schüßler-Salzen abgeschwächt werden können.

Zu den Reaktionen gehören:
- Durchfall (sehr häufig)
- Sodbrennen (kann einige Tage dauern)
- Kopfschmerzen (Katergefühl)
- vermehrte Ausscheidungen über die Haut, mit der Folge von Juckreiz und Ausschlägen
- Verstopfung (mehr trinken!)
- Mattigkeit und Erschöpfung
- leichtes Fieber
- Husten und Schnupfen
- unangenehm stinkende Winde
- kurzzeitig geschwollene Hände oder Füße

Warum kommt es überhaupt zu Reaktionen?

Unser Körper hält das Leben unter allen Umständen und Belastungen so lange aufrecht, wie es ihm möglich ist.

Häufig zeigen Menschen mehr oder weniger starke Reaktionen auf (Therapie-) Maßnahmen zur Verbesserung ihrer gesundheitlichen Situation. Nicht immer werden diese als Rückmeldungen des Körpers, dass die Therapie anschlägt, angesehen und positiv aufgenommen. Möglich ist sogar, dass jemand vor den Reaktionen so zurückschreckt, dass er lieber wieder in die alte, gewohnte, aber krank machende Situation zurückkehrt. In unserer Praxis gilt dies neben der Einnahme von Schüßler-Salzen vor allem auch für die von uns häufig empfohlene Veränderung des Schlafplatzes und die Montage eines Netzfreischaltgerätes und das Entfernen von Spiegeln. Auch seelische Blockaden werden natürlich nicht immer leicht aufgearbeitet und haben auch auf der körperlichen Ebene Auswirkungen. Wenn der Mensch zusätzlich durch einen schlechten Schlafplatz belastet ist, ist der Stau von Gift-, Ermüdungs- und Belastungsstoffen sehr groß.

Die Belastungen verhindern aber eine volle Lebendigkeit, denn es müssen

Abstriche von den Lebensmöglichkeiten gemacht werden.

Diese Abstriche werden nach einer Rangordnung durchgeführt, die die Aufrechterhaltung des Lebens so lange wie möglich gewährleisten soll. Es werden also zuerst die Haare, Nägel, Zähne oder Knochen nicht mehr optimal versorgt (Mängel) oder aber Beschädigungen nicht mehr regeneriert. Der Körper hat zu wenig Energie oder zu wenig Mineralstoffe. Wenn eine Betriebsstörung im Organismus auftritt, ist sie unserem üblichen Lebenslauf »im Weg«. Sie wird weggedrückt, verdrängt. So wird beispielsweise ein auftretender Schmerz häufig sofort mit einem Schmerzmittel unterdrückt oder Fieber durch die unmittelbare Gabe von fiebersenkenden Mitteln verhindert. Durch diese Maßnahme erfolgt unter anderem mittels Fermentblockade tatsächlich eine schlagartige, wenn auch nur scheinbare Heilung. Zugleich wird das Erkennen der wahren Ursachen unterdrückt und verhindert, was damit auch die Ausscheidung aller Gift- und Krankheitsstoffe blockiert. Alle Krankheiten, die nicht ausgeheilt werden, werden damit in den Körper buchstäblich »hineingedrückt«.

Entgiftung und Entschlackung sind lebensnotwendig!

Stoffwechselgifte und -schlacken müssen aber aus dem Blut, aus der Lymphe und aus der Gewebsflüssigkeit entfernt werden. Können sie nicht ausgeschieden werden, ist der einzige Platz, der dann noch zur Verfügung steht, die Körperzellen. Diese werden also Schicht für Schicht belastet.

Die Schadstoffe lagern sich im Inneren der Zelle nach und nach ab und verursachen damit eine Schädigung des Abwehrsystems, bis »nichts mehr geht«. Die Säuren wandern in das Bindegewebe zwischen den Zellen, kolloidales Bindegewebe genannt, das sich durch diese Belastung verfestigt. Die Folgen einer solchen Bindegewebsazidose sind für den Körper schwerwiegend.

Der Umschwung wird eingeleitet

Die Einnahme der Mineralstoffe (häufig in Begleitung anderer Maßnahmen) setzt im Körper Prozesse der Entschlackung im Sinne von Heilung in Gang. Alle Stoffe, die entgiftet werden müssen, werden ausgeschieden, die schadhaften Stellen »repariert«. Natürlich verbrauchen diese Vorgänge auf der körperlichen Ebene viele Mineralstoffe:

- Im Besonderen viel **Ferrum phosphoricum Nr. 3**, was zu einer leicht erhöhten Temperatur führt.
- Viel **Natrium chloratum Nr. 8**, was den Schnupfen hervorruft.
- Und vor allem viel Drüsenbetriebsstoff **Kalium chloratum Nr. 4**, was einen schleimigen Husten zur Folge haben kann.
- Außerdem werden Säuren aus dem Bindegewebe frei, die Sodbrennen, Heißhunger, gerötete und entzündete Hautstellen verursachen. Dann sollte viel **Natrium phosphoricum Nr. 9** eingenommen werden in Verbindung mit **Natrium bicarbonicum Nr. 23**.

Das ist der erste Teil der Reaktionen, nach denen es dem belasteten Menschen dann eine kurze Zeit recht gut geht.

Alte Schulden begleichen

Als zweiter Schritt im Zuge der Regeneration werden vom Organismus die in den Körperzellen zurück- beziehungsweise aufgestauten Stoffe in Bewegung gesetzt. Die Giftstoffe können jetzt abgebaut werden, da sie nun frei beweglich und dem Stoffwechsel wieder zugänglich sind. Alte Beschwerden und Belastungen, auch Verletzungen und Krankheiten kommen dabei eventuell noch einmal zum Vorschein.

Unter Umständen entsteht sogar der Eindruck, dass eine alte Krankheit wieder ausbricht, denn man fühlt sich so krank wie zu der Zeit, als man die Krankheit tatsächlich hatte. Symptome der Krankheit oder die Gefühle, die diese begleiteten, plagen einen plötzlich wieder. Allerdings nicht mehr so schlimm wie zur Zeit der Belastung selbst, und sie hören ohne besondere Einflussnahme wieder auf.

Der Abbau tiefer liegender Schichten erfolgt im »Krebsgang«. Die jüngsten Schichten kommen zuerst dran und danach immer ältere. Diese Vorgänge können ziemlich lange dauern und hängen davon ab, wie belastet jemand ist. Zwischen den Phasen der Reinigung tritt regelmäßig eine Pause ein, in der der Betroffene sich erholen kann. Das ist immer wieder zu beobachten und zugleich das Kennzeichen für eine Reaktion. Man denke in diesem Zusammenhang etwa an die Schwierigkeiten, wenn jemand das Rauchen beendet.

WISSEN

Halten Sie durch

Es gibt viele Anwender der Mineralstoffe nach Dr. Schüßler, die beispielsweise nach kürzester Zeit der Einnahme Reaktionen erleben. Sie schrecken davor zurück und behaupten: »Schüßler? Vertrage ich nicht!«. Deshalb wollten wir Sie an dieser Stelle auf die möglichen Reaktionen hinweisen. Gleichzeitig wollen wir Sie ermutigen, weiterzumachen, denn auch diese Reaktionen zeigen: Sie sind auf dem richtigen Weg!

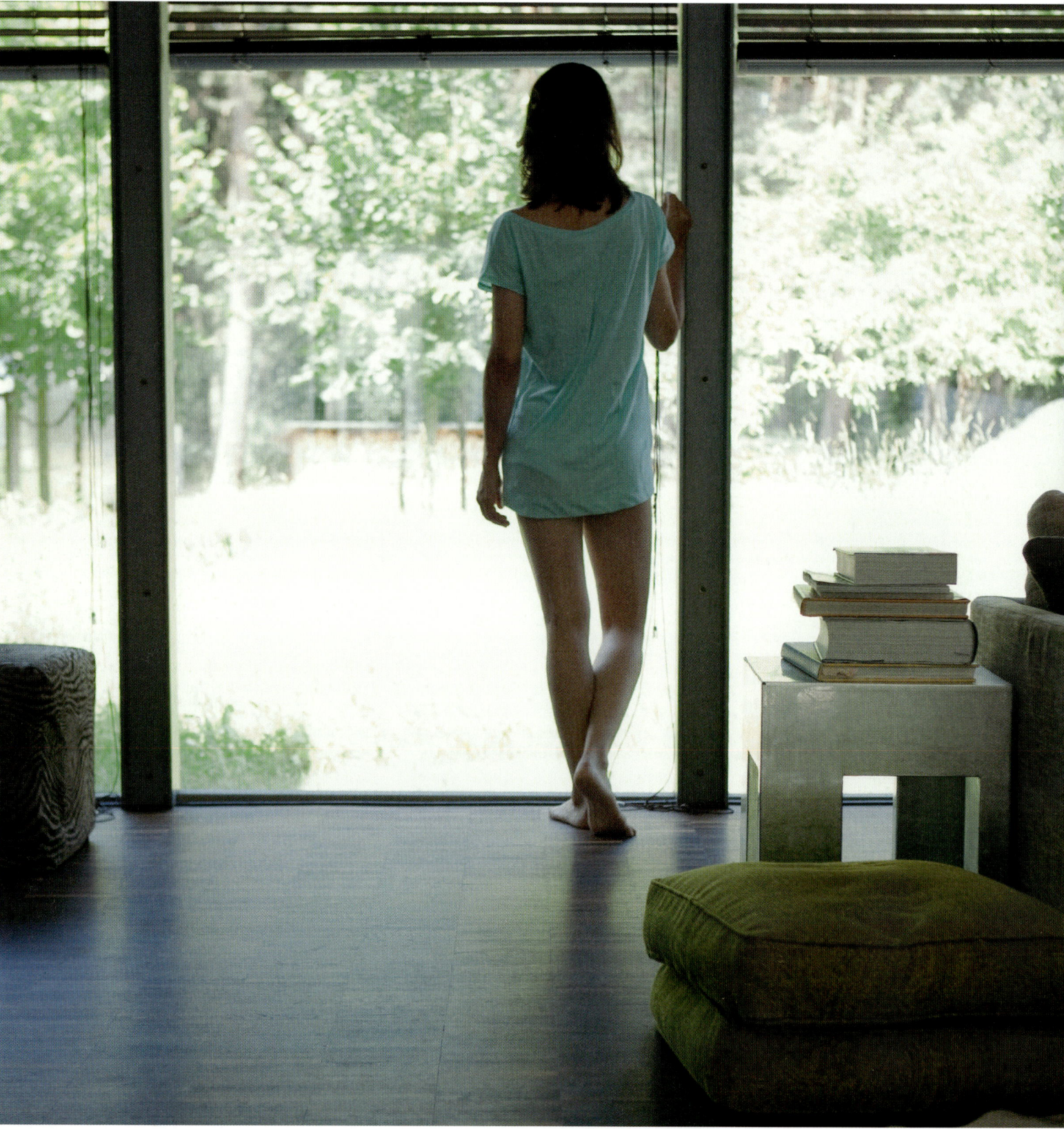

Ursachen und Hintergründe für das Zunehmen

Fettkonsum ist nur eine der Ursachen für Gewichtszunahme. In diesem Kapitel erfahren Sie, welche anderen Gründe zu Gewichtszunahme führen und welche entscheidende Rolle der Stoffwechsel bei der Gewichtsreduktion spielt. Dargestellt wird auch, welche Schlüsselfunktion den Mineralstoffen nach Dr. Schüßler für einen dauerhaften Erfolg bei der Gewichtsregulation zukommt.

Übergewicht als Folge von Stoffwechselblockaden

Hier werden die verschiedenen Ursachen einer Gewichtszunahme ergründet und dargestellt. Die Schüßler-Salze spielen in diesem Zusammenhang eine wichtige Rolle.

Es ist faszinierend, den Körper mit seinen Ausgleichs- beziehungsweise Kompensationsleistungen wahrzunehmen. Und es ist erstaunlich, unter welchen Belastungen es dem menschlichen Organismus immer wieder gelingt, sich zu organisieren und zu regenerieren.

Es geht nun darum, den Ursachen nachzugehen, warum der Stoffwechsel eingeschränkt ist und es zu Gewichtszunahme kommt. Jedenfalls darf bei der Ernährung nicht einseitig nur auf Einschränkung der Fettzufuhr geachtet werden:

- In Amerika ist »fat free« ein Schlagwort mit dem Glauben dahinter, man könnte auf diese Art der Dickleibigkeit entkommen. Aber gerade dort kann man sehr viele besonders dicke Menschen beobachten, die von der Vergeblichkeit ihrer Bemühungen um eine Gewichtsabnahme zu berichten wissen. Aber auch bei uns ist »fat free« oder 0,0 Prozent Fett immer mehr der Renner, vor allem in den Milchprodukt-Regalen der Supermärkte.
- In den Vereinigten Staaten heißt das neueste Schlagwort »low carb« und meint »low carbohydrate«, also wenig Kohlenhydrate. Es wird nämlich meist viel zu viel gezuckert, was sich wieder in Aufbau von Fettgewebe

Stoffwechselblockade Eiweiß

Eiweiß ist ein wichtiger Baustein in unserem Körper. Eiweißstoffe (Proteine) sind sehr komplexe Moleküle. In unserem Körper gibt es an die 50 000 (!) verschiedene Proteinmoleküle, wobei sich in jeder Zelle ungefähr 4 000 bis 5 000 davon befinden.

Der Mensch nimmt Proteine über die Nahrung auf. 20 Aminosäuren sind dabei essenziell, sie müssen zugeführt werden, da der Mensch sie nicht selbst herstellen kann. Aminosäuren sind die Bausteine des Lebens, ihre Abfolge bestimmt den genetischen Code des Menschen.

Proteine haben im Körper wichtige Aufgaben. Sie sind:
- Enzyme, Hormone
- Transportenzyme (zum Beispiel Hämoglobin)
- Speicherprotein (zum Beispiel Ferritin als Speicher für Eisen)

niederschlägt. Das ist wahrscheinlich das Zukunftsproblem unserer Ernährung in Europa in einigen Jahren.

- Bewegungsproteine wie Kollagene für Bänder und Sehnen
- Antikörper zur Immunabwehr
- Überträger von Nervenimpulsen (zum Beispiel beim Sehvorgang)

WISSEN

Eiweißbedarf

Der Eiweißbedarf pro Tag und Kilogramm Körpergewicht beträgt etwa 0,8 Gramm oder zehn Prozent der Nahrungsaufnahme. Bei Frauen beläuft sich der tägliche Bedarf auf durchschnittlich 48 Gramm und bei Männern auf 59 Gramm Eiweiß (nach DGE, Deutsche Gesellschaft für Ernährung). Der Organismus kann Eiweiß nicht selbst herstellen, weshalb er auf die Zufuhr angewiesen ist.

Der Aufnahme von pflanzlichem Eiweiß ist besonderes Augenmerk zu schenken. Pflanzliches Eiweiß kann der Körper nur langsam aufschließen. Eine Überversorgung mit Eiweiß ist daher nicht so leicht möglich. Von besonderer Bedeutung ist der möglichst hohe Anteil an essenziellen Aminosäuren. Tierisches Eiweiß ist schneller verfügbar als pflanzliches. Gleichzeitig belastet Fleisch aber den Körper mit zu viel Fett, Cholesterin, Purinen, Pestizidrückständen und Hormonen.

Fisch hat besonders wertvolles Eiweiß. 200 Gramm decken den halben Eiweißbedarf eines erwachsenen Menschen. Sie versorgen den Körper außerdem mit Jod, den Vitaminen A und D, Omega-Fettsäuren und sind besonders reich an Kalium und Phosphaten. Fische können allerdings auch Schwermetalle und andere Schadstoffe enthalten, wobei Hochseefische weniger belastet sind.

Heutzutage wird Eiweiß als Nahrungsbestandteil durch die Werbung sehr stark in den Vordergrund gestellt. Aber Milch und Milchprodukte haben im Körper einen anspruchsvollen Verarbeitungsprozess, wofür wertvolle Mineralstoffe (Betriebsstoffe) zur Verfügung stehen müssen. Das Gleiche gilt für Fleischprodukte.

Bedeutung der Schüßler-Salze im Eiweißstoffwechsel

Der Umbau von Eiweiß erfolgt in sehr komplexen chemischen Vorgängen. Doch ist er, soweit wir es aus der Biochemie nach Dr. Schüßler her beobachten können, ohne Beteiligung von **Calcium phosphoricum Nr. 2** nicht möglich.

Wird dem Körper zu viel Eiweiß angeboten, entsteht ein Engpass der an den Umbauprozessen beteiligten Betriebsstoffe. Der Körper muss dann Ersatzmechanismen aufbauen. Eiweißverbindungen beziehungsweise unverarbeitetes Eiweiß werden angelagert. Es kommt zur sogenannten Eiweißdickleibigkeit. Überschüssiges Eiweiß, das der Körper nicht zum Umbau in körpereigenes Eiweiß benötigt, wird in der Leber zu Glukose und auch zu Fett umgebaut. Je mehr der Mensch das sogenannte gesunde Eiweiß in sich hineinstopft, umso intensiver muss der Ersatzmechanismus arbeiten.

Wenn die Eiweißzufuhr gedrosselt wird, verlangt der bei einem Menschen an übermäßige Eiweißzufuhr gewöhnte Stoffwechsel nach dem gewohnten Eiweiß. Es kommt zu einer regelrechten Eigendynamik, einer »Eiweißschaukel«, die den Verzehr von Eiweiß ungemein ankurbelt. Solange dieser Mechanismus nicht durchbrochen wird, bleibt das starke Verlangen bestehen.

Leber und Niere sind die Hauptorgane für den Eiweißstoffwechsel. Sie sind zuständig für Eiweißsynthese, Aminosäureabbau und Harnstoffsynthese. Die Endprodukte werden hauptsächlich über den Harn ausgeschieden. Bei diesem Abbau wird auch Ammoniak gebildet, der durch die Leber zu Harnstoff umgebaut und schließlich über die Niere ausgeschieden werden muss. Fleisch enthält auch Purine, die den Stoffwechsel belasten können, weil sie zu Harnsäure abgebaut werden.

Purinstoffwechsel und Harnsäurebelastung

Purine sind Bestandteile der Nukleinsäuren. Adenin und Guanin, die körpereigenen Purinkörper, werden aus kleinen Bruchstücken aufgebaut, aber auch aus purinhaltigen Nahrungsbestandteilen aufgenommen. Im Stoffwechsel werden sie zur Harnsäure abgebaut. Die Harnsäure wird vor allem durch die Niere (70 bis 90 Prozent), der Rest durch den Verdauungstrakt ausgeschieden.

Purinstoffreiche Nahrung wie Rindfleisch, aber auch Kaffee, stellen für den Organismus eine Herausforderung dar, weil auf Dauer eine hohe Harnsäurebelastung entsteht. Diese nimmt den Haushalt an **Natrium phosphoricum Nr. 9** stark in Anspruch.

Stoffwechselblockade Fett

Der tägliche Fettbedarf ist relativ und hängt von verschiedenen Parametern ab. Pro Tag sollte man jedenfalls nicht mehr als 30 Prozent der benötigten Gesamtenergie in Form von Fett aufnehmen. Dabei sollten zehn Prozent des täglichen Bedarfs mit essenziellen Fettsäuren gedeckt werden.

Besonders ist auf die sogenannten versteckten Fette zu achten, vornehmlich beim Fleischkonsum. Fleisch ist reich an gesättigten Fettsäuren und Cholesterin. Bei einem täglichen Bedarf von 10 000 Kilojoule (KJ), das entspricht etwa 2 400 Kilokalorien (Kcal), sollten Sie generell nicht mehr als 77 Gramm Fett aufnehmen.

WISSEN

Was verbirgt sich hinter dem Begriff »Joule«?

Die Energie der Nahrung wird in Joule gemessen. 1 Joule ist die Energiemenge, die benötigt wird, um 100 Gramm einen Meter in die Höhe zu heben. Joule ist daher ein Maß für den Energieverbrauch. Für einen 25-jährigen Erwachsenen nimmt man einen Grundumsatz von 100 Kilojoule pro Tag und Kilogramm Körpergewicht an.

Für den Organismus ist es wesentlich leichter, Kohlenhydrate umzuwandeln und dabei die in ihnen enthaltene Energie (aus der Fotosynthese der Pflanzen stammende Sonnenenergie) zu entnehmen und zu verwerten, als dies bei den Fettstoffen möglich ist. Diese müssen, damit der Organismus auch aus ihnen die gespeicherte Energie für sich nutzbar machen kann, zuerst aufgespalten werden. Diese Stufe in der Verarbeitung von Fetten wird Verseifungsprozess genannt, für den vorwiegend die Galle zuständig ist und wofür **Natrium phosphoricum Nr. 9** benötigt wird.

Vermeiden Sie Transfette

Durch das Erhitzen pflanzlicher Fette entstehen künstliche Transfettsäuren. Die Entwicklung dieser Fette sollte ursprünglich ein Meilenstein in der Ernährungswirtschaft sein. Wird pflanzliches Öl hydrogeniert (gehärtet), ist es nicht mehr so ölig und ist – und das ist für die Ernährungsmittelindustrie die wichtigste Eigenschaft – wesentlich länger haltbar. Aus diesem Grund ist es äußerst beliebt bei Restaurants, Imbissbuden und der Nahrungsmittelindustrie. In unserem modernen Essen finden sich überall Transfette. Dazu zählen Pommes, Chips, alle frittierten Lebensmittel, wie Chicken Wings, Krapfen und Blätterteig, vor allem auch in Croissants, Fertigsuppen, Bratensoßen, Wurst, Keksen und selbst in Müsliriegeln oder Frühstücksflocken.

Die fatalen Folgen auf den menschlichen Stoffwechsel: An erster Stelle der Krankheiten stehen Herzinfarkte und Schlaganfälle. Bereits 5 Gramm täglich genügen, um die Wahrscheinlichkeit, einen Herzinfarkt zu bekommen, um bis zu 25 % zu erhöhen. Gerade aus diesem Grund ist es besonders wichtig, dass Sie als Verbraucher auf den Etiketten über die versteckten Fette informiert werden.

Transfette sind mit ein Grund für Arteriosklerose. Sie sind für die Bildung diverser Fett-Eiweiß-Verbindungen verantwortlich, die sich in den Gefäßen des Menschen ablagern und so großen Schaden anrichten können. Gleichzeitig sorgen sie auch für Übergewicht und können Diabetes begünstigen. Auch für Bluthochdruck können sie verantwortlich sein, dieser zählt zu den großen Risikofaktoren unserer Zeit. Transfette führen dazu, dass die Zellmembranen durchlässig werden und stören und beeinflussen die Stoffwechselabläufe dadurch wesentlich.

Es wird sogar angenommen, dass der Konsum von Transfetten Altersdemenz mit verursachen kann. Forscher haben nämlich festgestellt, dass Transfette für Entzündungen im Körper verantwortlich sind und somit auch das Gehirn angreifen können. Die Liste der Erkrankungen, die Transfette verursachen können, ließe sich noch lange fortsetzen.

WISSEN

Transfette in Fertigprodukten

Wirft man einen Blick auf die Verpackung der einzelnen Fertigprodukte, stellt man zwangsläufig fest, dass häufig gehärtete Fette ausgewiesen sind. Hauptsächlich sind sie in Süßigkeiten, in Backwaren, in Tiefkühlpizzen oder auch in Fertigsuppen zu finden. Allerdings kann der Anteil an Transfettsäuren, je nach Fettart, erheblich schwanken, teilweise bis zu 30%. Doch es gibt auch Ausnahmen. Bei Babykost und beim Olivenöl konnte man sich innerhalb der EU auf einen Grenzwert einigen. Die zulässige Höchstmenge liegt hier bei 4% Anteil am Gesamtfettgehalt.

Bedeutung der Schüßler-Salze im Fettstoffwechsel

Steigt der Säurespiegel im Körper an, ist es dem Organismus aufgrund des dabei entstehenden **Natrium-phosphoricum**-Mangels nicht mehr möglich, den für die Fettverarbeitung benötigten Mineralstoff zur Verfügung zu stellen. Es entsteht ein Fettüberschuss im Körper, der sich verschieden auswirken kann.

Veränderungen der Haut: Der Organismus versucht Fett auszuscheiden, welches er aufgrund des **Natrium-phosphoricum**-Mangels nicht mehr verarbeiten kann. Zunächst wird daher minderwertiges Fett (Talg) vermehrt über die Haut abgegeben. Das zeigt sich an fetten Hautstellen, vor allem im Gesicht, an schnell fettenden Haaren und verstopften Talgdrüsen in der Haut, Mitessern oder Pickeln.

Da der Organismus zuerst Talg abstößt, besteht die Gefahr, dass sich die Drüsenöffnungen verstopfen. Die Talgdrüsen verstopfen und entzünden sich schließlich, Pickel sind entstanden. In Zeiten besonderer Belastungen und Spannungen, wobei besonders viel Säure entsteht, wie in der Pubertät, sind solche Pickel geradezu kennzeichnend. In schweren Fällen führt dies zur Akne, einer Erkrankung des Talgdrüsenapparates.

Abszesse: In den beschriebenen Formenkreis gehört auch das chronische Auftreten von Abszessen, im Besonderen von Schweißdrüsenabszessen. Die durch die Entzündung der verstopften Drüsen entstandene Abwehrschwäche öffnet eindringenden Krankheitserregern Tür und Tor. Der beim Abwehrkampf entstehende Eiter ist das Kennzeichen eines Abszesses.

Lipome: Bei manchen Menschen sammelt sich das Fett an einem bestimmten Punkt im Körper als Fettgeschwulst, welche als Lipoma bezeichnet wird. Es sind dies langsam wachsende, meist kugelförmige Geschwülste, die bevorzugt im Unterhautzellgewebe entstehen und gutartig sind.

Brillen: Für manche Brillenträger ist es sehr lästig, wenn sich die inneren oberen Ecken der Gläser mit Fett beschlagen. Der Fettbelag entsteht immer wieder, sooft auch die Brille gesäubert wird. Er ist ein Zeichen für eine Übersäuerung und den Mangel an **Natrium phosphoricum Nr. 9**, wodurch der Organismus gezwungen ist, Fett abzustoßen.

Fettdickleibigkeit ist grundsätzlich ein Zeichen für einen Mangel an **Natrium phosphoricum Nr. 9** und damit auch für eine Säurebelastung. Das überschüssige Fett wird im ganzen Körper angelagert und kann nur schwer abgebaut werden.

Wenn der Mangel an **Natrium phosphoricum Nr. 9** lange andauert und bereits viel Fett ausgeschieden wurde, entsteht ein gewisser Fettmangel, obwohl die Dickleibigkeit nicht zurückgeht. Der Fettmangel zeigt sich an der Körperoberfläche in spröden, trockenen (fettarmen) Haaren und vor allem in einer trockenen (fettarmen) Haut, die spannt. Sie werden ihrer Haut eine fette Creme zuführen, um die Spannung zu lindern.

WISSEN

Genau hinschauen

Pickel sind zu unterscheiden von Hautgrieß, der Ablagerungen von Faserstoff enthält und sich nicht ausdrücken lässt. Hautgrieß ist das Zeichen für ein Defizit an **Kalium chloratum Nr. 4**.

Stoffwechselblockade Schadstoffe

Bevor auf die nächste Gruppe von Störungen im Stoffwechsel eingegangen werden kann, bedarf es einer konsequenten Begriffsklärung. Nicht umsonst ist der Begriff »Schlacken«, die sich im menschlichen Körper befinden, sehr umstritten. Er wird verschieden verwendet:

- So verstehen die einen darunter ausschließlich die Säuren, die im Ablauf des Stoffwechselgeschehens entstehen und neutralisiert und ausgeschieden werden müssen.
- Dann gibt es auch jene Stoffe, die nach dem Umbau der Säuren als Salze vorliegen und mit denen der Körper zurechtkommen muss.
- Es gibt aber auch Stoffe, die als belastende, für den Stoffwechsel nicht notwendige Verbindungen im Zuge der Nahrungsaufnahme in den Körper gelangen und bei der Energiegewinnung aus der Nahrung (Verbrennung) als belastende und auszuscheidende Restbestände übrig bleiben.
- Dann gibt es noch alle jene Chemikalien, die in der Nahrungsmittel- und pharmazeutischen Industrie eingesetzt werden und die der Körper ebenfalls erst einmal »verdauen« muss, die »Xenobiotika«.

Was sind Schlacken?

Um die Entstehung von Schlacken zu verstehen, ist es notwendig, zuerst den Stoffwechsel im Körper zu betrachten.

Das Gleichgewicht zwischen den aufgenommenen Nahrungsmitteln und den ausgeschiedenen Stoffen wurde vor allem durch den industriellen Eingriff in die Nahrungsmittelproduktion gestört, durch Denaturierung und Isolierung von Nahrungsmitteln, die kein körperökologisches Gleichgewicht mehr besitzen. Sie liefern dem Organismus im Zuge der Wärme- und Energiegewinnung nicht mehr jene Betriebsstoffe, die er für den rückstandsfreien Abbau der aufgenommenen Nahrungsmittel benötigen würde (siehe »Dick machende Nahrungsmittelindustrie«, Seite 10). Wenn im Körper Schlacken in Deponien abgelagert werden, ist das Gleichgewicht zwischen Aufnahme und Ausscheidung gestört.

Es gibt allerdings durchaus auch »natürliche« Schlacken (Stoffwechselendprodukte), einfach Stoffe, die in den Nahrungsmitteln enthalten sind (zum Beispiel Zellulose) und die der Körper nicht verarbeitet, sondern über Stuhl und Harn wieder ausscheidet. Verdauung ist also auch Schlackenabbau, wie die Atmung und die Transpiration (Schwitzen). Ist der Stoffwechsel nur mit naturgemäßen Stoffen konfrontiert, so kann der Schlackenabbau rückstandsfrei erfolgen.

Im weitesten Sinne könnte auch bei dem üblicherweise sehr hohen Anteil an Harnsäure und anderen Säuren im Stoffwechselprozess von Schlacke gesprochen werden. Doch die Harnsäure ist ein natürliches Abbauprodukt des Eiweißstoffwechsels und hat zudem antioxidative Aufgaben im Körper. Der ungesunde, belastende Anteil an Harnsäure entsteht durch den übertriebenen Genuss von Nahrungsmitteln mit hohem Eiweißgehalt.

Auch die Endprodukte von Bakterien, die durch die Leukozyten unschädlich gemacht werden, oder tote Zellen, die durch hohe Temperaturen entstehen, zählen zu den Schadstoffen, die ausgeschieden werden sollten.

Belastungen durch chemische Produkte

Chemische Produkte wie Abgase mit all ihrer Chemie, die wir einatmen, oder Zusatzstoffe, die die Industrie unserer Nahrung als Farb-, Konservierungs- und Schönungsmittel beifügt und die sogar in Arzneimitteln als tolerierte Mindermengen enthalten sind, belasten uns. Es sind dies

- die Verbrennungsstoffe, welche beim Rösten des Kaffees, beim Räuchern oder Grillen von Fleisch entstehen,
- Gifte, die jeder auch als passiver Raucher einatmet,
- chemische Stoffe, die durch Medikamente eingenommen werden, und vor allem
- Belastungsstoffe, die infolge der Umweltverschmutzung in unseren Nahrungsmitteln enthalten sind, wie beispielsweise Pestizide oder Schwermetalle.

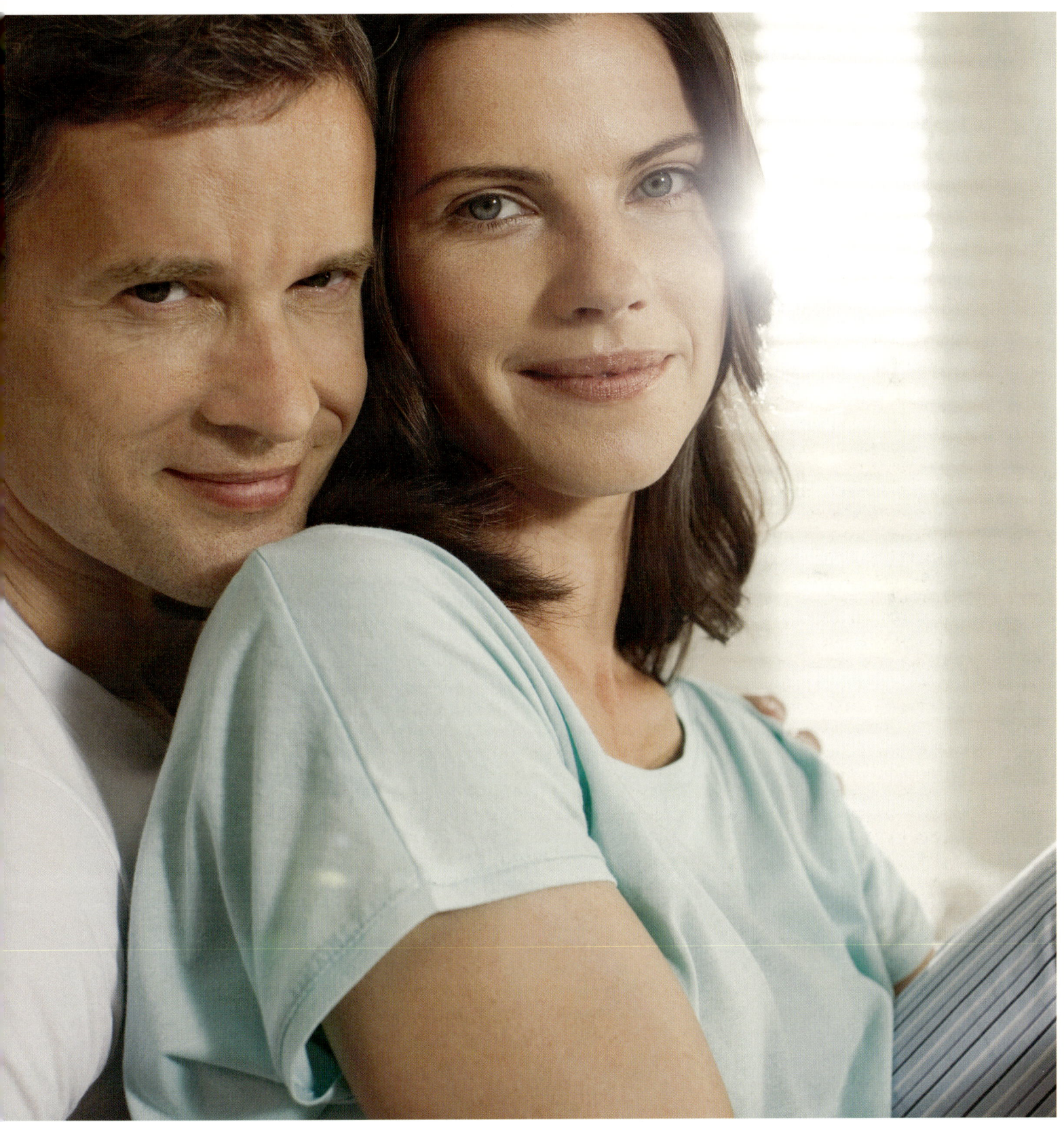

WISSEN

Schwermetalle im Fleisch

Die Verdichtung der Schwermetalle über die Nahrungskette ist enorm. Wenn man bedenkt, dass ungefähr 15 Kilogramm Körner für die Gewinnung von einem Kilogramm Hühnerfleisch aufgewendet werden müssen! Das trifft alle, die vorwiegend Fleisch als Bestandteil ihrer Ernährung verzehren.

Ebenso problematisch sind die vielen direkt als giftig einzustufenden Farbstoffe der Bekleidungsindustrie, die Lacke und Klebstoffe sowie andere Chemikalien der Möbelindustrie und im Wohnbereich. Wer nicht aufpasst und nicht genau hinschaut, holt sich heute eine belastende Umwelt direkt ins Haus.

Auch Vegetarier tragen Belastungen, weil es vor allem in den Hüllen der Getreidekörner zu einer Anhäufung von Schwermetallen kommen kann. Trotzdem besitzt der Verzehr von Getreide, vor allem aus biologischem Anbau, noch die geringste Belastung.

Bedeutung der Schüßler-Salze bei der Entschlackung

Damit der Organismus mit diesen vielen verschlackenden Belastungen zurechtkommt, benötigt er **Natrium sulfuricum Nr. 10**. In Zeiten geringerer mög-licher Entschlackung des Körpers, weil der Organismus mit anderen wichtigen Lebensvorgängen beschäftigt ist, sammeln sich die diversen Schadstoffe an. Das passiert im Winter ebenso wie im Sommer durch die dauernde Notwendigkeit, die Körpertemperatur auszugleichen sowie einen erhöhten Stoffwechselumsatz zu leisten.

Geht die Anhäufung der Schadstoffe zu weit, »wird das Fass zum Überlaufen gebracht«. Das ist in einem Gefühl von zerschlagenen, matten Gliedern zu spüren, dem Vorzeichen eines grippalen Infekts, der im Grunde genommen ein Reinigungsprozess ist. Wenn es durch unverzügliche Einnahme von **Natrium sulfuricum Nr. 10**, eine Ruhephase und kurzfristigen Verzicht auf jede belastende Nahrung gelingt, die Verschlackung zu reduzieren, kann die Erkrankung abgewehrt werden.

Der abbauende Flüssigkeitshaushalt wird durch **Natrium sulfuricum Nr. 10** unterstützt. Überall, wo der Abbau von mit Schadstoffen beladener Flüssigkeit erfolgt, ist **Natrium sulfuricum** angebracht.

ANWENDUNG

Eine empfehlenswerte Kombination der Mineralstoffe nach Dr. Schüßler zur Abwendung eines drohenden grippalen Infekts: 30 Stück **Natrium sulfuricum Nr. 10** und zehn Stück **Ferrum phosphoricum Nr. 3** abends einnehmen.

Bei einem Defizit an diesem Mineralstoff zeigen sich verschwollene Augenringe, geschwollene Hände und Finger und vor allem geschwollene Füße und Unterschenkel. Steht dem Organismus der notwendige Mineralstoff längere Zeit nicht zur Verfügung, wird die Schlackenflüssigkeit im Körper verteilt, sie »versackt« regelrecht ins Gewebe, vor allem ins Bindegewebe der Haut. Dieser Zustand wird als Hydrämie beschrieben. Dringen die Schadstoffe verbunden mit dem Schweiß über die Haut aus, sind beißender Juckreiz, Ekzeme bis hin zum weiten Formenkreis der atopischen Hautkrankheiten wie Neurodermitis die Folge.

Stoffwechselblockade Säure

Es gibt mehrere Säurearten im Körper:
- Harnsäure als Endprodukt des Purinstoffwechsels
- Milchsäure (Laktat) als Ergebnis von Muskeltätigkeit
- Kohlensäure in Blut und Lunge aus dem Säure-Basen-Gleichgewicht des Bikarbonat-Puffers
- Salzsäure im Magensaft
- Essigsäure, ein Endprodukt von Gärungsvorgängen im Verdauungstrakt
- Fettsäuren, u. a. zum Aufbau des Säureschutzmantels der Haut.

Die Folgen der Übersäuerung lassen sich in vier Punkten zusammenfassen:

Entmineralisierung des Körpers:
Probleme an den Haaren und Nägeln, Bindegewebsschwäche, Zahnkaries, Schädigung der Blutgefäßwandungen wie Krampfadern und Hämorrhoiden, Osteoporose, Altersknochenbrüche, Leistenbrüche, Bandscheibenschäden und so weiter.

Ablagerungen: Durch die dauernde Überforderung der Niere entsteht eine Reduzierung der Filtrationsfähigkeit, wodurch die auszuscheidenden Belastungsstoffe im Körper abgelagert werden. Alle Ablagerungsstoffe verbrauchen, damit sie überhaupt lagerfähig sind, zur chemischen Bindung viele wertvolle Betriebsstoffe. Die Folge können Rheuma, Arthritis, Gicht und alle Steinablagerungen (Galle, Niere) sein.

Belastung der Niere: Die Niere ist ebenfalls der Ausgangspunkt verschiedener Krankheiten, weil ihre Filtrationsfähigkeit leidet und bestimmte Organe besonders empfindlich auf Verunreinigungen reagieren. Zu den Folgen gehören Kreislaufstörungen, Schädigung des Seh- und Hörvermögens, Starkrankheiten, Arteriosklerose mit Endstation Herzinfarkt und Schlaganfall.

Schwächung des Immunsystems:
Da überschüssige Säure an Lymphozyten anlagert, wird das Immunfeld empfindlich geschwächt. Es entsteht eine Anfälligkeit gegenüber Infektionskrankheiten, angefangen von der simplen Erkältung bis zu schwersten Infektionen.

WISSEN

Die Säureschaukel

Wird der Körper über längere Zeit mit viel Säure durch saures Obst, Weißwein, säurebildende Nahrung wie Zucker oder Weißmehl belastet, so baut der Organismus einen chemischen Mechanismus auf, mit dem er im Stande ist, diese Belastung auszugleichen. Je stärker die Belastung, umso stärker muss der Organismus arbeiten, damit er mit der anfallenden Säure zurechtkommt. Wenn dann plötzlich durch Veränderungen in der Lebensweise und der Ernährung nur noch wenig Säure zugeführt wird, schreien die angekurbelten Stoffwechsel-Mechanismen nach mehr Säure, die Säureschaukel schlägt zu. Das erklärt den Hang mancher Menschen zu sauren Früchten wie Grapefruit oder zu trockenem, säurebetontem Weißwein. Die dahinterliegende Schaukel muss abgebaut werden, denn der Satz »Sauer macht lustig« stimmt auf keinen Fall, »sauer macht auf Dauer krank!«.

Stoffwechselblockaden durch weitere chemische Stoffe

Weitere Stoffe, die den Körper belasten, kommen von der Nahrungsmittelindustrie und der pharmazeutischen Industrie. Dabei handelt es sich um Farb-, Zusatz-, Hilfs- oder Konservierungsstoffe, auch um Weichmacher wie zum Beispiel beim Kaugummi. Die chemische Industrie produziert jährlich 3000 neue Stoffe, die der Organismus nicht kennt. Insgesamt sind es schon über 60 000.

In der Medizin sind es Stoffe, die einerseits lebensrettend sind, aber auf der anderen Seite den Organismus schwer belasten: unter anderem das häufig eingesetzte Cortison, Chemotherapeutika, Psychopharmaka, Hormone und Antibiotika. Letztlich muss jede Arznei vom Körper metabolisiert (umgebaut) werden. Immer wieder berichten Menschen, die starke Medikamente einnehmen mussten, dass sie auf einmal fünf, zehn oder gar mehr Kilogramm zugenommen haben. Zu beobachten ist leider, dass sie dann trotz größter Mühen nicht wieder abnehmen können.

Ist der Körper mit Stoffen konfrontiert, die er nicht abbauen kann, ist er zu einer Notmaßnahme gezwungen. Er beginnt, diese Stoffe im Gewebe einzulagern. Ist das Gewebe aber schon sehr belastet, was bei kranken Menschen nachvollziehbar ist, ist der Organismus gezwungen, neues Gewebe aufzubauen. Er erweitert die Deponien. Das muss er auch bei Stoffen, die er nach und nach wieder abbauen kann. Diesen Zusammenhang kann man am besten nach der Anwendung von Cortison beobachten.

Vergiftete Umwelt

Ebenso fatal wirken sich schädliche Baustoffe, aber auch bestimmte Farbstoffe aus der Textilbranche aus, die über die Haut aufgenommen werden und zu erheblichen Sensibilisierungen, in späterer Folge zu den schon erwähnten Gewebseinlagerungen führen.

Die Umweltvergiftung belastet unseren Körper zunehmend. Es handelt sich dabei auch um Verbrennungsstoffe aus Verkehr, Spritzmittel im Agrarbereich, Lösungsmittel und Farbstoffe der Möbelindustrie, des Maler- wie auch des Fliesenlegergewerbes, um Verbrennungsstoffe der Zigaretten, Röststoffe des Kaffees und die belastenden Stoffe, die beim Räuchern von Fleisch entstehen. Nicht zu vergessen sind jene Stoffe, die in der Bekleidungsindustrie sowie chemischen Reinigung verwendet werden. Aber auch in den Haushalten gibt es genug Belastung für den Körper mit belastenden Stoffen durch entsprechende Waschmittel und Weichmacher.

Eine weitere Folge der vergifteten Umwelt ist die zunehmende Belastung durch freie Radikale, die zum vorzeitigen Altern der Zellen führt, was als Aging beschrieben wird. Radikalebildend sind z. B. Schwermetalle, Röststoffe, Räucherstoffe, Zigarettenrauch, übermäßige Sonneneinwirkung, ungewohnter Sport, Stress, zu hoch erhitzte Fette usw.

Tipp

Daher ist heutzutage jedenfalls bei jeder Schadstoffausleitung zugleich immer auf die Zufuhr von Antioxidanzien zu achten!

Nikotinentzug – kein einfaches Vorhaben

Vielfach sagen Raucher, dass sie nicht aufhören wollen, weil sie dann sofort viel zunehmen würden. Es liegt dabei folgender Vorgang zugrunde:

Durch das Rauchen muss der Organismus seine Stoffwechseltätigkeit auf diese ständige Belastung einstellen. Je mehr jemand raucht, umso intensiver muss dieser »chemische Apparat« arbeiten. Wenn dann nicht mehr geraucht wird, »schreit« dieser aufgebaute Stoffwechsel nach seiner »Aufgabe«. Damit wäre die »Nikotinschaukel« erklärt, aber auch die Sucht.

Wenn dann ein Raucher es schafft aufzuhören, wenn er die oben genannte Schaukel durchbrechen kann, müssen die besonders in der Lunge, aber auch überall im Körper ungeordnet und spontan abgelagerten Stoffe entsorgt werden. Da meistens keine begleitende ausscheidende Entlastung des Körpers vorgenommen wird, müssen diese Stoffe in neu zu bildendes Gewebe eingelagert werden. Das ist deshalb notwendig, weil dann diese Stoffe das aktuelle Stoffwechselgeschehen nicht mehr direkt belasten. Der Körper ist immer bemüht, sein Stoffwechselgeschehen möglichst unbelastet zu erhalten. Wenn die Stoffe über seine beiden hauptsächlichen Ausscheidungsorgane, die Niere und die Leber, nicht abbaubar sind, muss er sie, wie oben beschrieben, in neu gebildetes Gewebe einlagern. Das führt dann zu der so abschreckenden Gewichtszunahme, welche eigentlich nicht sein müsste.

Auch für den Raucher gilt, dass er nicht nur durch Schadstoffe belastet, sondern besonders vielen Freien Radikalen ausgesetzt ist, die jedenfalls ausgeleitet gehören.

WISSEN

Grundprinzip erkennbar

Viele Fremdstoffe, denen der Mensch heute ausgesetzt ist, haben letzten Endes dieselbe Wirkung. Da dem menschlichen Körper die Abbaustoffe, vor allem auch die Metabolisierungsmechanismen für den Abbau der Fremdstoffe fehlen, ist er gezwungen, Gewebe aufzubauen, um die Fremdstoffe aus dem Stoffwechsel herauszubekommen und dort abzulagern. Dieser Zusammenhang verweist direkt auf die oft vergeblichen Versuche abzunehmen.

Warum Schadstoffe das Abnehmen verhindern

Immer wieder begegnen uns Menschen, die über ihre Versuche abzunehmen erzählen. Häufig haben sie schon resigniert. Fast alle haben erlebt, dass sie bei ihren Bemühungen abzunehmen, ganz gleich nach welcher Methode, anfänglich gute Erfolge hatten und das Gewicht sich zusehends verringerte, bis es zum Stillstand kam. Was sie nicht wussten, war, dass in dem Maße, in dem sie abnahmen, die Konzentration der Schadstoffe in den Körperflüssigkeiten zunahm. Wenn solchen Menschen die Zusammenhänge erklärt werden und sie beginnen, diese zu verstehen, dann können sie wieder Mut schöpfen.

Der Organismus kann beim Abnehmen die Anhäufung von Schadstoffen im Stoffwechsel nur bis zu einer gewissen Konzentration zulassen. Dann wird der Gewebeabbau eingestellt, die Gewichtsreduktion kommt zum Stillstand. Uns haben Menschen berichtet, dass sie tage-, ja wochenlang fast nichts mehr gegessen und trotzdem nicht mehr abgenommen hätten. Langsam schleicht sich dabei ein Ermüdungseffekt ein, die Konsequenz lässt nach, die Resignation siegt, man beginnt wieder zu essen. Dann setzt eine regelrechte Fresssucht ein. Das ist der Zeitpunkt, an dem der Körper beginnt, die in Lösung gehaltenen Schadstoffe wieder in die aufzubauenden Gewebe einzulagern – der allseits bekannte und berüchtigte Jojo-Effekt setzt ein.

Diese Gewichtszunahme nach einer Diät kann durch gezielte Maßnahmen verhindert werden. Das gelingt aber nur mit einem Verständnis für die Hintergründe und einer entschiedenen Einstellung mit konsequenter Umsetzung der nötigen Maßnahmen.

WISSEN

Übermäßige Belastung

Durch die wachsende Menge an Giftstoffen in Umwelt und Nahrung droht den Menschen nach Ansicht von Experten der »Öko-Kollaps«. Darauf hat die Deutsche Gesellschaft für Umwelt und Humantoxikologie (DGUHT) hingewiesen. Jeder vierte Deutsche hat den Angaben zufolge ein angegriffenes Immunsystem und leidet unter Allergien. Die wachsende Zahl von Erkrankungen sei Ausdruck einer stetig steigenden Ansammlung von Schadstoffen im Körper. Wissenschafter sprechen in diesem Zusammenhang vom MCS-Syndrom. MCS steht für Multiple Chemical Sensitivity, der Überempfindlichkeit auf viele chemische Stoffe, und ist nach Darstellung der DGUHT eine zunehmend häufige Reaktion auf die allgegenwärtigen giftigen Chemikalien in Luft, Wasser und Nahrungsmitteln. Hauptsächlich geschädigt durch Giftstoffe sind Immun- und Nervensystem sowie der Hormonhaushalt. Für den »Öko-Kollaps« genügt bei einer entsprechenden Vorschädigung bereits eine geringe Dosis an Chemikalien, Rauch oder Duftstoffen.

Teufelskreis: überlasteter Stoffwechsel

Zusammenfassend kann festgestellt werden, dass eine Überlastung des Stoffwechsels meistens zu einer Gewichtszunahme führt. Hinzu kommt die ständig zunehmende Bewegungsarmut. Schwerwiegend sind die durch Stoffwechselprobleme auftretenden Allergien, Hautprobleme und Erkrankungen einzelner Organe oder des gesamten Körpers.

Die Leistungsfähigkeit lässt nach

Damit der Körper Leistung erbringen kann, benötigt er die entsprechenden Betriebsstoffe. Der Betriebsstoff für Leistung und Energie ist **Kalium phosphoricum Nr. 5.** Wird der Speicher ausgeschöpft, sinkt die Leistungsfähigkeit, ganz gleich, ob es sich um Denkleistungen oder Leistungen der Muskulatur handelt. Die Erschöpfung kann so weit führen, dass kaum noch etwas gegessen werden kann, weil die Energie zur Verdauung fehlt. Oder der Mensch wird von einer Übelkeit geplagt, die vorübergehend, aber auch andauernd sein kann.

Formen der Übelkeit: Wir unterscheiden in der Biochemie nach Dr. Schüßler die Übelkeit durch Aufregung, die ein Defizit an **Kalium sulfuricum Nr. 6** anzeigt, und die Übelkeit durch Anstrengung, die auf ein Zuwenig an **Kalium phosphoricum Nr. 5** hinweist.

Bei der Abnahme des Speichers an **Calcium phosphoricum Nr. 2** werden die Muskeln nicht mehr ausreichend versorgt. Es stellen sich in der Folge Muskelkrämpfe ein, und an Wanderungen oder Spaziergänge ist dann kaum noch zu denken.

Die Bewegungsfähigkeit ist eingeschränkt

Wegen des zunehmenden Mangels an Betriebsstoffen, aber auch an Baustoffen, können nicht mehr alle abgenutzten und überbeanspruchten Stellen in Gelenken, Muskeln, Knochen oder wo immer ausreichend versorgt und regeneriert werden. Bei größeren Belastungen führt das in den entsprechenden Körperteilen zu Schmerzen. Damit der Mensch den Schmerzen möglichst ausweichen kann, wird die Bewegungsfähigkeit eingeschränkt.

Der Kopf lässt sich dann nicht mehr so weit zurückdrehen, dass man über die Schulter blicken könnte. Vielleicht ist ein Nackenmuskel so angespannt, dass er bei der geringsten Belastung zu schmerzen beginnt. Wird dieser Muskel nicht mit Mineralstoffen versorgt, wird die Bewegung derart eingeschränkt, dass der Muskel nicht mehr an diese Belastung herangeführt wird. Der solcherart leidende Mensch wird z. B. dann den gesamten Oberkörper bewegen müssen, um zurückblicken zu können.

Solche Einschränkungen sind nicht nur in der Halswirbelsäule möglich, sondern im gesamten Bereich des Rückgrates und in allen Gelenken. Das Rückgrat wird steif »wie ein Stock« und der Boden erscheint sehr weit entfernt, wenn es um das Aufheben eines Gegenstandes geht. Die Arme sind eventuell nicht mehr frei beweglich und erreichen mit den Händen lange nicht mehr alle Bereiche des Rückens. Zur Fußpflege wird fremde Hilfe benötigt, denn auch die Zehen wurden im Laufe der Zeit unerreichbar.

Die Nahrungsvielfalt nimmt ab

Nehmen die Speicher der Mineralstoffe immer mehr ab, arrangiert sich der Betroffene damit, dass er nicht mehr alles verträgt, was er früher gerne gegessen hat.

Allerdings besteht auch die Möglichkeit, dass er auf bestimmte Speisen nicht nur ablehnend reagiert, weil er sie schlecht verträgt, sie schlecht verdauen kann oder weil sie im Magen drücken. Nein, es ist auch möglich, dass der Organismus auf spezielle Speisen panisch im Sinne einer Allergie reagiert (siehe auch »Neigung zu Allergien«, Seite 50). Dann sind die Deponien schon ziemlich voll. Dieser Zusammenhang muss unterschieden werden von den Unverträglichkeiten, die durch einen Mangel an bestimmten Betriebsstoffen, den Mineralstoffen nach Dr. Schüßler verursacht sind.

Gewichtszunahme

Sie ist das zentrale Problem der gesamten Störungen im Stoffwechselgeschehen. Allerdings muss die Gewichtszunahme differenziert betrachtet werden. Erst eine genaue Unterscheidung macht den Weg für die Auswahl der angemessenen Entscheidungen frei.

In letzter Zeit kann von einem Phänomen des zunehmenden Gewebes bei Menschen gesprochen werden. Es ist als Deponie von belastenden Stoffen und Überschüssen aus der Nahrungsmittelzufuhr anzusehen und hat die Konsistenz wie Pudding, weshalb wir dafür den Ausdruck »Puddinggewebe« gewählt haben.

Fett – schwabbeliges Fleisch

Die durch Fett verursachte Dickleibigkeit ist meistens von Fettbacken begleitet, unter Umständen auch von einem Doppelkinn. Das Fett bildet eine mehr oder weniger dicke Einlagerung direkt unter der Haut, das sogenannte Bindehautfett. Dieses wird häufig abgesaugt, was aber nur die Folge einer Stoffwechselstörung behebt und nicht deren Ursache.

Bei Fettdickleibigkeit schwabbeln alle Körperteile. Auch die Organe sind von einem lebensnotwendigen Fettmantel umgeben, der sie schützt. Bei einer

Zunahme des überschüssigen Fettes kommt es auch hier zur Fetteinlagerung. Man spricht dann zum Beispiel von einer Herzverfettung oder einer Fettleber. Es sollte beachtet werden, dass manche Belastungsstoffe wie Pestizide nur durch Einlagerung in Fettgewebe für den Körper »unschädlich« gemacht werden. Aus diesem Grund ist oft die Leber mit einem Fettgürtel umgeben.

Eiweiß – festes Fleisch

Wenn dem Körper mehr Eiweiß zugeführt wird, als er verarbeiten kann, dann beginnt er es anzulagern. Besteht dazu noch zusätzlich ein Mangel an **Calcium phosphoricum Nr. 2**, dann wird der Prozess beschleunigt, denn es ist dem Organismus noch weniger möglich, das zugeführte Eiweiß in körpereigenes umzubauen. Meistens ist der gesamte Prozess von einer Übersäuerung des Körpers begleitet. Außerdem geht Eiweiß im Abbauprozess in Säure über. Diese bewirkt, dass »säuregetränkte« Eiweißflocken in das Gewebe eingelagert werden. Cellulite oder Orangenhaut ist die Folge. Die Eiweißdickleibigkeit ist gekennzeichnet durch festes, kompaktes Fleisch, das nicht schwabbelt. Am ehesten kommen dieser Erscheinung die Ausdrücke »proper« und »drall« nahe.

Schadstoffe – wässeriges Fleisch

Die »Schadstofflösung« verwässert das Gewebe. Sie versackt ins Gewebe, vor allem unter die Oberhaut, und verwässert unter Umständen sogar das Blut. Der

Körper ist dann mit diesen Problemflüssigkeiten prall gefüllt, wodurch eine hohe Spannung an der Oberfläche entsteht:

- Wird das Gewebe mit dem Daumen leicht eingedrückt und verschwindet der Fingerabdruck sofort wieder, ist das ein Kennzeichen für den Mangel an **Nr. 10 Natrium sulfuricum**.
- Wenn der Fingerabdruck als Mulde eine Weile erhalten bleibt, handelt es sich um ein Kennzeichen für einen Mangel an **Nr. 8 Natrium chloratum**.

Menschen können durch Schadstoffe förmlich auseinandergehen, ja regelrecht »aufgeblasen« werden. Die Schadstoffe werden vom Körper mangels Betriebsstoffen, vor allem mangels **Natrium sulfuricum Nr. 10** als Betriebsstoff der Leber und des Dickdarms, nicht umgebaut und ausgeschieden. Sie werden an Flüssigkeit gebunden, und zugleich wird versucht, sie in Zellen einzuschleusen, damit sie aus dem Stoffwechsel entfernt werden und der Betrieb des Körpers nicht allzu sehr beeinträchtigt ist. Das durch Schadstoffe gefüllte Gewebe, die Schadstoffdickleibigkeit, zeigt sich in einem gesamt gesehen auf und ab schwingenden Oberkörper, er schwabbt auf und nieder.

Neigung zu Allergien

Immer wieder muss darauf hingewiesen werden, dass der menschliche Körper heute zunehmend mit Schadstoffen belastet wird. Ja, er kommt sogar mit einer solchen Belastung schon zur Welt, was heute schon gut erforscht ist. Prof. Dr. Langreder schreibt, es reiche, »wenn Zwischenzellräume und Lymphgefäße auch nur eines einzigen Gewebsgebietes prall mit Schadstoffen gefüllt sind, dass es zu Allergien kommt. Die Überbürdung mit Schadstoffen ist die spezifische Ursache jeder Allergie und nicht das sogenannte Allergen.« Wie schon beschrieben, ist der Organismus aufgrund eines großen Mangels an Betriebsstoffen nicht mehr in der Lage, für den Abbau der Schadstoffe noch zusätzliche vorhandene Betriebsstoffe bereitzustellen. Die Versorgung der lebenswichtigen Organe und Gewebe wäre dann nämlich gefährdet.

Wird aber der Körper trotzdem weiter mit Stoffen belastet, muss er, damit der Betrieb des Körpers weiterhin gewährleistet werden kann, zu Notmaßnahmen greifen. Er baut jene Gewebe ab, in denen die benötigten Betriebsstoffe noch enthalten sind, um an sie heranzukommen.

Bedeutung der Schüßler-Salze bei Allergien

Jede Allergie zeigt im Grunde genommen eine große Not des Körpers an Betriebsstoffen an. Er ist dann zu panischen (allergischen) Reaktionen gezwungen:

- Damit **Natrium chloratum Nr. 8** zur Entgiftung bereitsteht, wird es aus der Nasenschleimhaut abgebaut. Die Nase rinnt oder geht komplett zu. Eine Atmung über die Nase ist dann nicht mehr möglich.
- Aus den Bronchien wird **Kalium chloratum Nr. 4** abgebaut, wodurch sich diese verkrampfen, unter Umständen sogar entzünden.
- Ist der Eisenspeicher erschöpft, muss der Organismus die Temperatur leicht erhöhen, um die extreme Stoffwechselarbeit leisten zu können, die dann gefordert ist.
- Wird für die Einlagerung der belastenden Stoffe sehr viel **Kalium sulfuricum Nr. 6** verbraucht, führt das zu Atemnot oder gar zu allergischem Asthma.
- Begleitet wird die Allergie, die hier als extreme Not des Körpers zu erklären ist, durch ein Anschwellen der Füße, Finger und Hände, vielleicht sogar der Unterschenkel, was wiederum auf einen Mangel an **Natrium sulfuricum Nr. 10** hinweist.
- Da die meisten Allergien mit Eiweißbelastung in Zusammenhang stehen, wie sie in Pollen oder Tierhaaren vorkommen, ist verständlich, warum Allergikern empfohlen wird, tierisches Eiweiß wenigstens vorüber-

Bei akuten Allergien und Heuschnupfen hilft folgende Einnahmeempfehlung:

Mineralstoff	Stück pro Tag	Aufgabe
Calcium phosphoricum Nr. 2	10	Steuerung der Proteine
Ferrum phosphoricum Nr. 3	10	Auseinandersetzung des Körpers mit fremden Stoffen
Kalium chloratum Nr. 4	10	Drüsenarbeit, Bindung chemischer Substanzen
Kalium sulfuricum Nr. 6	7	Reinigung der Zellen von belastenden Stoffen
Natrium chloratum Nr. 8	20	Bindung biologischer, belastender Stoffe
Natrium sulfuricum Nr. 10	7	Ausscheidung von belastenden Stoffen
Calcium sulfuricum Nr. 12	10	Durchlässigkeit der Gewebe
Arsenum jodatum Nr. 24	5	Reinigung des Körpers, Drüsenarbeit

Die Mischung kann am Tag so oft eingenommen werden, bis eine Erleichterung zu verspüren ist. Zur Vorsorge einmal am Tag.

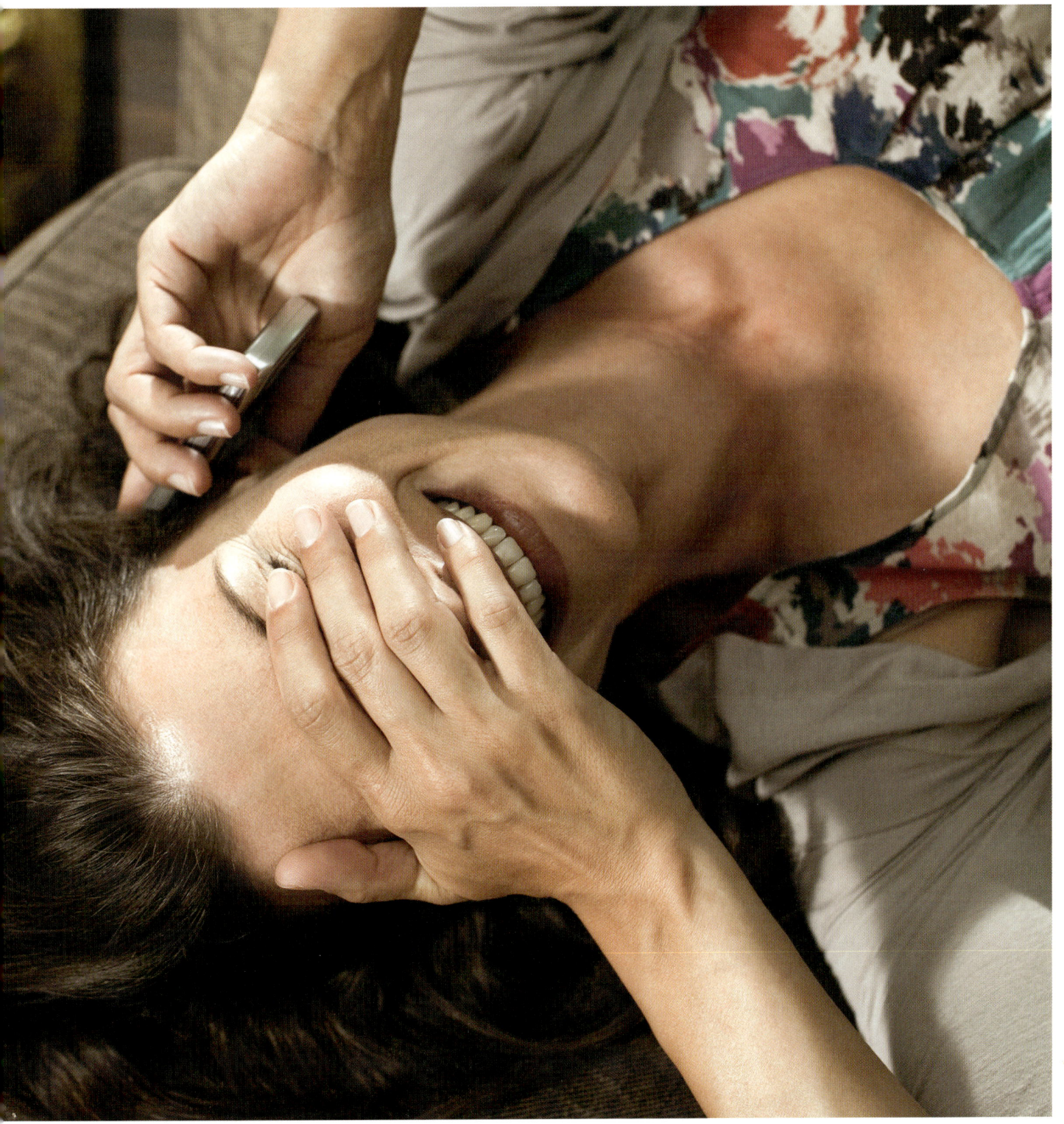

gehend zu meiden. Dadurch können der Eiweißstoffwechsel und vor allem die Leber entschieden entlastet werden.

Häufig sehen die mit Allergien belasteten Menschen keinen anderen Ausweg, als den Belastungen, soweit sie bekannt sind, auszuweichen. Besser wäre natürlich, sofern die Informationen vorliegen, die Betriebsstoffspeicher aufzufüllen, damit sich die Allergien und panischen Abwehrreaktionen verlieren.

Die Leber ist ein sehr stoffwechselaktives Organ und hauptsächlich verantwortlich für einen optimalen Eiweißstoffwechsel. Dieses Organ ist aber auch zuständig für den Schadstoffabbau, für die Verarbeitung von Hormonen und zu einem großen Teil auch für den Säureabbau. Bei einer Allergie ist es von großer Bedeutung, die Leber möglichst zu entlasten. Aber auch die Reduktion von weiteren Beanspruchungen der Leber durch Kaffee, Alkohol, Nikotin und weiteren Stoffen ist, wenn möglich, zu beachten.

Anmerkung: Wird die Leber durch eine hohe Dosierung von Hormonen (Hormongaben in der Menopause, Antibabypille) beansprucht, ist ihre Kapazität, Eiweiß zu verarbeiten und Säure abzubauen, stark eingeschränkt. Die Säure verfestigt das Bindegewebe und das nicht verarbeitete Eiweiß wird abgelagert. Das ist auch die Erklärung für eine starke Zunahme des Körpergewichts durch Hormonpräparate. Es kann dann nur sehr langsam abgebaut werden.

Hautkrankheiten als Zeichen des Mineralstoffmangels

Die Haut ist ein außerordentlich wichtiges Ausscheidungsorgan. Viele Schadstoffe leitet der Körper über die Haut aus, um sich zu reinigen (siehe »Basisches Mineralstoffbad«, Seite 71). Dabei können Hautkrankheiten entstehen. Chronische Belastungen zeigen sich oft in schweren, lang dauernden Hautkrankheiten, wie zum Beispiel der Neurodermitis oder Schuppenflechte

Eine Entlastung über eine konsequente Reinigung des Körperstoffwechsels hilft vielen an chronischen Hautproblemen erkrankten Menschen, diese Krankheiten zu lindern, wenn nicht gar zum Verschwinden zu bringen. Wertvolle Hilfe leisten dabei die Mineralstoffe nach Dr. Schüßler.

Ein Phänomen, das sich auch in diesem Problemkreis bewegt, ist der Juckreiz nach dem Duschen oder einem Bad. Durch die Wärmeeinwirkung des Wassers werden die unter die Oberhaut eingesackten Schlacken mobilisiert. Sie kommen in Bewegung und werden zum Teil über die Haut ausgeschieden. Es entsteht ein Juckreiz, der über eine gewisse Zeit anhält. Hier kann eventuell ein geeignetes Mineralstoffduschbad Abhilfe schaffen. Es ist außerdem notwendig, die Schadstoffe auf natürlichem Weg über Leber und Dickdarm abzubauen, worauf noch ausführlich in den »7 Bausteine für ein gesundes Leben« (siehe Seite 58) eingegangen wird.

Sonstige Krankheiten

Der Organismus verfügt über folgende Ausscheidungswege:
- Lymphe – Niere – Blase durch Harnausscheidung
- Leber – Dickdarm und deren Ausscheidungen im Stuhl
- Lunge (Ausatmen)
- Haut über Transpiration (Schwitzen)

Weitere »Notausgänge« schafft sich der Körper durch Husten, Niesen, Schnupfen, Fieber und übermäßigen Schweiß. Die Allergie ist letztlich ebenfalls ein aktiver Versuch des Körpers, mit belastenden Schadstoffen zurechtzukommen. Gelingt die Ausscheidung nicht, muss sich der Organismus den eindringenden belastenden Stoffen ergeben und danach trachten, sie durch Einlagerung in die Zellen aus dem Stoffwechsel zu nehmen. Der Körper gelangt damit in einen resignativ-passiven Zustand.

Wenn allerdings die Schadstoffbelastung weiter anhält, werden vorerst die Ausscheidungsorgane Niere und Leber schwer belastet, was aber dann in der Regel schwerwiegende Folgen für den gesamten Organismus hat. Unter anderem können dabei folgende Probleme auftauchen:
- Erste Zeichen für ein Resignieren des Körpers liegen bei Schwindel, Kältegefühl und Taubwerden von Gliedern vor. Schließlich gehen sie in Kräfteverfall bei schlechtem Allgemeinzustand und verfallenem Aussehen über.

- Durch das geschwächte beziehungsweise geschädigte Immunsystem fängt der belastete Mensch jede Krankheit auf. Die Anfälligkeit für Krankheiten reicht von der simplen Erkältung bis zu schwersten Infektionen.
- Säuren müssen neutralisiert werden. Die Knochen werden angegriffen. Mögliche Folgen: Probleme an Haaren und Nägeln, Bindegewebsschwäche, Zahnkaries, Zahnverfall, Altersknochenbrüche, Leistenbrüche, Bandscheibenschäden, Osteoporose.
- Die auszuscheidenden Säuren werden in den Körper hineingepresst; Gicht und Rheuma sind die Folge, also chronische Erkrankungen des Bewegungsapparates mit nachfolgenden Gelenksdeformationen.
- Die Adern werden angegriffen, wodurch sklerotisch verengte Adern entstehen. Kreislaufprobleme, vor allem Herzprobleme, folgen, aber auch Krampfadern, Hämorrhoiden und offene Beine.
- Die Ausscheidungsprobleme über Leber und Dickdarm führen zu Dickdarmentzündungen, Colitis, Colitis ulcerosa oder gar zu Morbus Crohn.
- Durch die mangelnde Ausscheidung leiden Seh- und Hörvermögen.
- Die häufig entstehende Körperfülle belastet die Gelenke, wodurch meistens Gehhilfen bis hin zum Rollstuhl notwendig werden.

Prof. Dr. Langreder schreibt diesbezüglich: »Die intrazelluläre (innerhalb der Zelle) Überbürdung mit Schadstoffen dagegen ist die spezifische Ursache jeglicher Sucht, gleichviel, ob auf dem Ess-, Trink-, Rauch-, Spritz- oder Sexualsektor.« Diese Formulierung lässt auch schon ansatzweise erkennen, worum es bei allen Bemühungen des Abnehmens unbedingt gehen muss, nämlich die Entlastung des Körpers von Schadstoffen.

TIPP

Die Entlastung des Körpers von Schadstoffen ist die beste Gesundheitsprophylaxe.

Fastenkuren und ihre Auswirkungen auf den Mineralstoffhaushalt

Beim Abnehmen werden viele Mineralstoffe im Sinne von Betriebsstoffen verbraucht. Mithilfe der Schüßler-Salze gelingt das Abnahmen deshalb leichter.

Was liegt näher, als dass ein übergewichtiger Mensch sein Gewicht durch weniger Essen wieder in Ordnung bringen will. Meistens wird dann unregelmäßig gegessen, sodass es zu Kohlenhydratschüben kommt. Der Versuch abzunehmen scheitert meist an der schon beschriebenen ernährungsbedingten Hypoglykämie (siehe Seite 9–10). Sie führt zu einem so starken Hungergefühl, besonders nach Mehlspeisen und Süßigkeiten, dass nur wenige dieser ersten Hürde zum Abnehmen entrinnen. Eine falsche Durchführung von Fastenkuren kann den Körper durch Senken der Mineralstoffspeicher noch mehr schädigen.

Fasten – nur mit Schüßler-Salzen

Die Folge ist dann, dass überhaupt nichts mehr gegessen wird, denn dann verliert sich dieses extreme Hungergefühl allmählich. Der Körper kann Kohlenhydrate nicht länger als zwei Tage speichern. Es werden dann keine Kohlenhydrate mehr abgebaut. Der Insulinausstoß geht zurück und die Unterzuckerung des Blutes entfällt. Der Organismus muss nunmehr auf die Verbrennung von Fett übergehen. Eine Fastenkur ist mit enormen Anstrengungen für den Organismus verbunden:

- Im Verdauungsbereich kommt es zu einer Überbeanspruchung der Drüsen, wodurch sehr viel **Kalium chloratum Nr. 4** verbraucht wird, was zu dem bekannten weißen Zungenbelag führt.

- Ein leichter Schwindel weist auf den hohen Bedarf an **Ferrum phosphoricum Nr. 3** hin, der durch die enorme Stoffwechselbeanspruchung auftritt.
- Schlechter Mundgeruch gehört nicht zu den notwendigen Begleitumständen einer Fastenkur, sondern zeigt den Mangel an **Kalium phosphoricum Nr. 5** an, dem Antiseptikum für die durch den Abbau von Gewebe frei werdenden Belastungsstoffe.
- Ein Mangel an **Natrium sulfuricum Nr. 10** führt zu stinkenden Winden und Schlackenkopfschmerz.
- Insgesamt entsteht bei einem kompletten Verzicht auf die Nahrungszufuhr verständlicherweise eine große unterschwellige Spannung, die im

Speicher erhebliche Mängel an **Magnesium phosphoricum Nr. 7** entstehen lässt. Das wirkt sich nach der Beendigung der Fastenkur in einem unstillbaren Hunger nach Schokolade aus.

Beim Abbau von Körpergewebe werden nicht ausgeschiedene, in Zellen eingelagerte Schadstoffe frei. Deren Konzentration steigt im Stoffwechsel immer mehr an. Werden dann nicht konsequent Maßnahmen ergriffen, steigert sich die Konzentration der Schadstoffe im Stoffwechsel, bis es zu unangenehmen Begleiterscheinungen wie Juckreiz, Kopfschmerzen oder Ähnlichem kommt. Nach Beendigung der Fastenkur werden die Schadstoffe automatisch wieder in die Zellen eingelagert, wofür erneut Gewebe aufgebaut werden muss. Der Jojo-Effekt ist wie schon beschrieben wieder in vollem Gange.

Übertriebene Bedürfnisse

Es wird oft behauptet, dass der Organismus von selbst anzeigt, was er braucht. Man müsse nur seinem Gespür nachgehen. Da wir aber verlernt haben, unser Gespür zu beachten, sind Hinweise auf den »wissenden« Körper

(»der Körper weiß, was ihm fehlt«) nicht mehr zielführend. Ja, sie sind sogar eher gefährlich, wenn wir uns den Mechanismus der Säureschaukel oder eines Suchtverhaltens ansehen.

Hinter so manchem sehnsüchtigen Verhalten steckt nämlich oft ein Mineralstoffmangel, der entziffert werden müsste. Wir verstehen die Sprache des Körpers nicht mehr. Wenn er »wörtlich« verstanden wird und die Nahrungsmittel zugeführt werden, wonach »man sich sehnt«, verschärft sich die Problematik, und die Not wird immer größer. *Da kaufen sich Menschen, weil sie ja angeblich wissen, was ihr Körper braucht, einen halben Meter Schokolade, einen viertel Meter Speck, können vom Ketchup nicht lassen, brauchen jeden Tag ihre Torte und andere Süßigkeiten und salzen die Suppe, bevor sie gekostet wurde.*

Das Missverhältnis zwischen den Mineralstoffen innerhalb und außerhalb der Zellen wird immer größer. Der Organismus schreit nach Mineralstoffen, die er in den Zellen dringend zur optimalen Organisation und den Betrieb aller Stoffwechselaktivitäten braucht.

Das ist an vielen Menschen zu erleben. Werden die Mineralstoffe nach Dr. Schüßler längere Zeit eingenommen, werden auf einmal keine Süßigkeiten mehr gekauft oder doch nur ganz wenig und dann nur noch für den Genuss. Das Salz ist auf einmal nicht mehr so notwendig, der Hunger nach Geräuchertem oder Ketchup verliert sich und manches andere mehr.

Mineralstoffe und ihre Wirkung

Verlangen nach/Ablehnung von	Mineralstoff
Bitterem	Natrium sulfuricum Nr. 10
Butter	Natrium phosphoricum Nr. 9
dunkler Schokolade	Magnesium phosphoricum Nr. 7
Essen (Heißhunger)	Natrium phosphoricum Nr. 9
Fett, Sahne	Natrium phosphoricum Nr. 9
Fisch	Calcium phosphoricum Nr. 2
Fleisch (Protein), Milch	Calcium phosphoricum Nr. 2
Geräuchertem, Speck	Calcium phosphoricum Nr. 2
Hirse	Silicea Nr. 11
Kaffee	Ferrum phosphoricum Nr. 3
Kakao	Ferrum phosphoricum Nr. 3
Käse	Kalium chloratum Nr. 4
Ketchup	Calcium phosphoricum Nr. 2
Leber, Leberstreichwurst	Ferrum phosphoricum Nr. 3
Mehlspeisen	Natrium phosphoricum Nr. 9
Milch	Calcium phosphoricum Nr. 2
Nikotin (Verlangen wird reduziert)	Magnesium phosphoricum Nr. 7
Nudeln, Weißbrot, Knödel	Natrium phosphoricum Nr. 9
Nüssen, Nussschokolade	Kalium phosphoricum Nr. 5
Salzgurken	Natrium chloratum Nr. 8
Salz (Verlangen wird reduziert)	Natrium chloratum Nr. 8
Saurem	Natrium phosphoricum Nr. 9
Shrimps, Garnelen	Kalium jodatum Nr. 15
stark gewürzten Speisen	Calcium phosphoricum Nr. 2
Süßigkeiten	Natrium phosphoricum Nr. 9

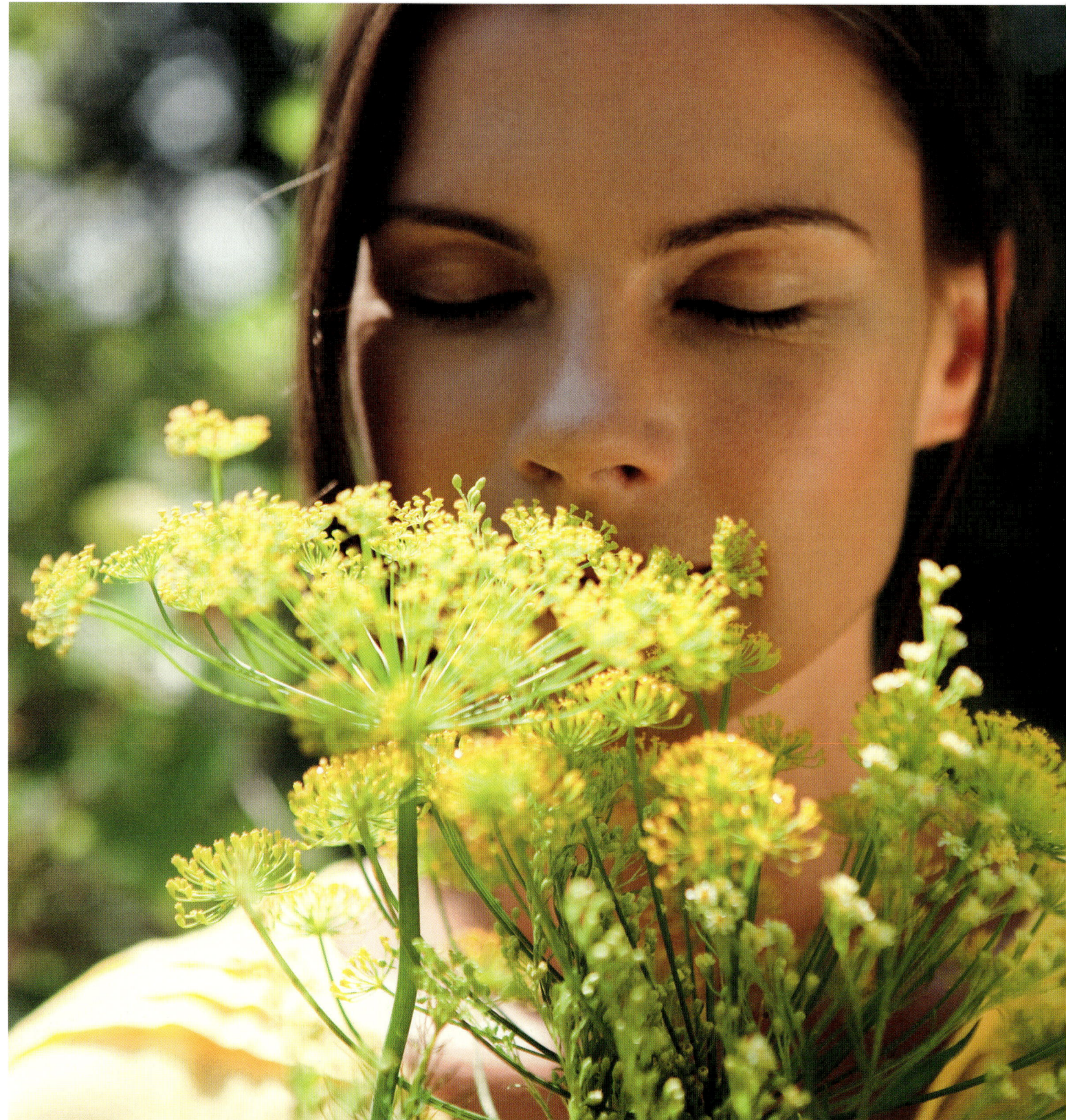

7 Bausteine für ein gesundes Leben

In diesem Kapitel geht es in die Praxis.
Sie erfahren, wie Sie mithilfe der
verschiedenen Bausteine gesund abnehmen
und dauerhaft schlank bleiben können.

Abnehmen, aber wie?

Abnehmen ist ein Vorhaben, das außer dem nötigen Willen und dem entsprechenden Wissen noch eine Kombination von Maßnahmen erfordert.

Nach vielen vergeblichen Versuchen fragt man sich dann: »Ja, wie soll ich abnehmen? Ist es denn überhaupt möglich, dass ich mein Gewicht dauerhaft reduzieren kann, wenn ich doch dann immer wieder zunehme?«

Es nützt nichts, wenn beim Abnehmen Gewebe abgebaut wird, solange sich der Schadstoffgehalt im Körper nicht verändert. Die Schadstoffansammlungen im Stoffwechsel bauen nach der Beendigung der Fastenkur oder Diät die ihnen entsprechende Körperfülle wieder auf. Außerdem muss auch die Säureausscheidung beachtet werden.

So geschieht es immer wieder, dass nach vielen Versuchen abzunehmen, einfach resigniert wird. Die Betroffenen sprechen dann von der Versöhnung mit der eigenen Gestalt, davon, dass man sie so, wie sie sind, anzunehmen hätte. Aber dagegen sollte protestiert werden.

Konkrete Maßnahmen zu einer dauerhaften Gewichtsreduktion

Neben einer gehörigen Portion Willen und innerer Überwindung braucht es auch eine gut gewählte Kombination

Wenn sich der innere Mensch gewandelt hat, wenn er sich entschieden auf eine neue Lebensgestalt eingestellt hat, wird er die notwendige Energie aufbringen, um die Beharrung zu überwinden, die von seinen Blockaden ausgeht. Diese Beharrung ist der eigentliche Knackpunkt. Ist sie einmal überwunden, dann geht es leichter abzunehmen. Diese Schadstoffe können nämlich direkt Hungergefühle auslösen. Sie spüren dann Hunger, um wieder Gewebe aufzubauen, worin die Schadstoffe eingelagert werden können. Dieses Hungergefühl wird immer schwächer, je mehr Schadstoffe aus den Zellen herausgearbeitet und ausgeschieden wurden. Nach Prof. Dr. Langreder sollte grundsätzlich auf eine zellstimulierende Entschlackungstherapie geachtet werden. Parallel zur Schadstoffausscheidung wird die Säureentlastung forciert, damit das Bindegewebe entlastet wird.

geeigneter Maßnahmen auf der körperlichen Ebene, um ans Ziel zu kommen. Das bedeutet, dass tatsächlich der

persönliche Lebensstil umgestellt wird. Die Lebensführung, die zur Dickleibigkeit geführt hat, muss geändert werden. Es ist einfach nicht möglich, nach der Kur, die es ermöglicht hat, das Gewicht zu reduzieren, wieder so weiterzuleben oder auch zu essen wie vorher. Der Vorsatz, sein Gewicht zu reduzieren, ist unabdingbar mit einer Änderung der Lebensführung verbunden. Daran führt kein Weg vorbei!

TIPP
Komponenten bestimmen

Wenn es um die Reduzierung von Gewicht geht, ist vorher festzulegen, welche Komponenten dabei berücksichtigt werden sollen. Wie schon beschrieben, kann es sich dabei um die Notwendigkeit des Abbaues von Fett, von Eiweiß oder Schadstoffen beziehungsweise einer Kombination aus mehreren dieser Komponenten oder gar aller drei handeln. Dieser Aspekt kann durch eine klug gewählte Ernährung sehr gut unterstützt werden.

Der Abbau der Schadstoffe aus den Zellen und anschließend aus dem Körper muss durch eine entsprechende Zufuhr der jeweiligen Betriebsstoffe erfolgen. Dafür eignet sich eine Mischung mit Mineralstoffen nach Dr. Schüßler – eine Entschlackungsmischung, welche es z. B. als fertige Pulvermischung Zell Basic zu kaufen gibt. Ein Reinigungs- und Entschlackungstee verstärkt die Wirkung der getroffenen Maßnahmen. Darüber hinaus wird der Organismus durch die Anwendung eines basischen Mineralstoffbads, wie dem BaseCare, bei der Ausscheidung der Schadstoffe unterstützt.

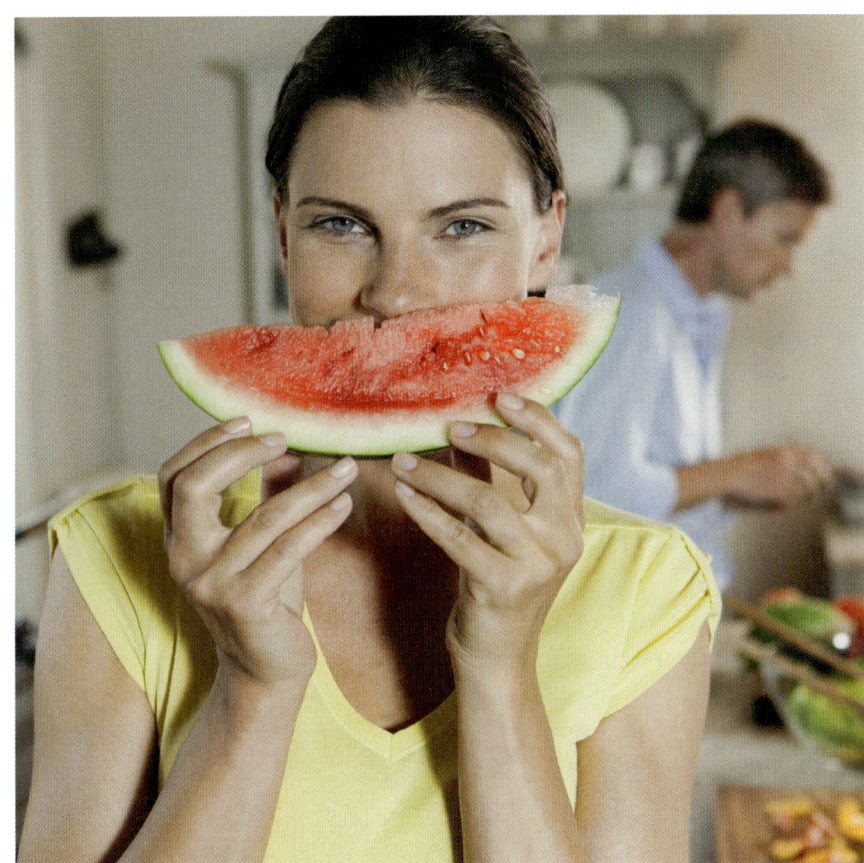

Baustein Nummer 1: Mineralstoffe nach Dr. Schüßler

Mineralstoffe unterstützen die Gewichtsreduktion. Eine Mineralstoffkombination wird vor allem von all jenen angewendet, die gerne abnehmen möchten, viele Diäten hinter sich haben und oft in dem bekannten Jojo-Teufelskreis gefangen sind.

An Flüssigkeit gebundene Schlacken können mithilfe einer Mineralstoffmischung (siehe Anhang Seite 138) über die Leber metabolisiert (umgebaut) und über den Dickdarm ausgeschieden werden. Die bei diesem Vorgang frei werdende Flüssigkeit wird über die ableitenden Harnwege ausgeleitet. Die Mineralstoffmischung fördert auch die Durchlässigkeit des Bindegewebes, wodurch die mit Säure angereicherten Eiweißkonglomerate (Orangenhaut) besser abgebaut werden

können. Außerdem wird eine massive Entsäuerung durch die Einnahme der Schüßler-Mineralstoffmischung eingeleitet. Da sehr viele antioxidativ wirkende Mineralstoffe angeführt sind, gelingt es mit dieser Mischung, auch Freie Radikale zu eliminieren und dadurch ein gesundes Abnehmen zu ermöglichen. Alle diese Vorgänge bewirken im Organismus einen Reinigungsprozess und damit verbunden einen Gewichtsverlust.

> ## TIPP
>
> ### Darmreinigung
>
> Eine gleichzeitige Darmreinigung mit Bittersalz (Baustein Nummer 7) erhöht die Wirksamkeit der Mineralstoffmischung ebenso wie das Baden in einem basischen Mineralstoffbad (Baustein Nummer 2) und das Trinken eines guten reinigenden Reinigungs- und Entschlackungstees (Baustein Nummer 3).

Einnahmeempfehlungen

Je nach individueller Belastung sollten von jedem angeführten Mineralstoff 7–10 Stück pro Tag in der Mischung eingenommen werden. Die Mineralstoffe können direkt in den Mund genommen werden, wobei man sie dann langsam zergehen lässt.

Viele bevorzugen es, die Mineralstoffe aufzulösen. Dabei wird die empfohlene Menge von je 7 bis 10 Tabletten je Mineralstoff in drei Teile aufgeteilt und jeweils in einem Viertelliter Wasser

aufgelöst und ganz langsam schluckweise eingenommen. Jeder Schluck sollte so lange wie möglich im Mund behalten werden, damit der Organismus genügend Zeit hat, über die Mundschleimhäute die Mineralstoffe aufzunehmen. Diesen Vorgang wiederholen Sie dreimal: vormittags, nachmittags und abends. Damit ist die notwendige Tagesmenge erreicht. Bitte beachten Sie, dass es besonders zu Beginn der Einnahme zu Reaktionen kommen kann (siehe Seite 34). Sollten

Reaktionen auftreten, ist es ratsam, mit einer kleineren Anfangsmenge zu beginnen.

Die Schüßler-Salz-Mischung kann kurmäßig über mehrere Wochen eingenommen werden, wie zum Beispiel im Frühjahr, oder begleitend während der ganzen Bemühungen, zum Abnehmen und dann immer wieder. Wünschenswert wäre es dann, dass es zu einer individuellen Erstellung eines Einnahmeplanes kommt.

Mineralstoffe der Schüßler-Mineralstoffmischung

Im Folgenden werden die einzelnen Mineralstoffe vor allem unter dem Blickwinkel ihrer Bedeutung für den Abbau des Gewichtes und der Ausscheidung von Schadstoffen erklärt. Heute dürfen wir, wie schon erwähnt, keinesfalls auf die Schädigungen der Gewebe durch Freie Radikale vergessen, die unbedingt aus dem Organismus entfernt werden sollten, wenn gesundes Abnehmen gelingen soll. Um diesem Verständnis der Zusammenhänge gerecht zu werden, ist die antioxidative Wirkung des jeweiligen Mineralstoffes ebenso angeführt.

Nr. 3 Ferrum phosphoricum

Der Betriebsstoff für die Auseinandersetzung mit den abzubauenden Stoffen, **Ferrum phosphoricum Nr. 3,** ist der Mineralstoff,

- der für den erhöhten Anspruch an die Transportqualität des Blutes zuständig ist,
- der zur Bindung der frei gewordenen Freien Radikale eingesetzt wird und
- für eine ausreichende Sauerstoffversorgung der Zellen sorgt.

Dieser Mineralstoff ist der wichtigste antioxidative Schutz aus der Biochemie nach Dr. Schüßler und darf daher bei einer Eliminierung von Freien Radikalen nicht fehlen.

Oft werden Menschen, die sich bemühen abzunehmen, durch ein leichtes Schwindel- oder Schwächegefühl irritiert. Beides wird durch diesen Mineralstoff unterbunden, da der Organismus den erhöhten Anforderungen gewachsen ist. Häufig tritt während des Abnehmens durch einen verstärkten Mangel an diesem Mineralstoff auch leicht erhöhte Temperatur auf. Dem wird durch die Zufuhr dieses Mineralstoffes vorgebeugt.

Nr. 4 Kalium chloratum

Der Betriebsstoff für die Drüsen, **Kalium chloratum Nr. 4,** ist ein bedeutender Betriebsstoff für die vielen Aufgaben der Drüsen im Körper. Vor allem betrifft das alle Drüsen im Verdauungsbereich, im Magen und Darm, die Leber und die Bauchspeicheldrüse. Die Beanspruchung dieses Mineralstoffes zeigt sich in einem weißen Zungenbelag. Es sind aber auch die Lymphdrüsen durch den notwendigen Abtransport von Säure gefordert.

Der Chloridanteil dieses Mineralstoffes ist sehr bindungsfreudig und reagiert schnell mit anderen chemischen Stoffen. Dadurch werden diese Stoffe für den Körper unschädlich gemacht. Die Ausscheidung besorgt dann **Natrium sulfuricum Nr. 10.**

Der Organismus braucht für den Aufbau der Fasern des Bindegewebes Eiweißstrukturen, wie Kollagen und Elastin. Aus der Sicht der Biochemie Dr. Schüßlers ist für die Bildung dieser Faserstoffe **Kalium chloratum Nr. 4** als Funktionsmittel notwendig. Das bedeutet, dass der Körper diese Eiweißsubstanzen nicht aufbauen kann, wenn er den dazugehörigen Betriebsstoff nicht zur Verfügung hat. Ein Mangel an diesem Mineralstoff wie auch an **Calcium phosphoricum Nr. 2** ist damit automatisch mit Problemen der Eiweißverarbeitung verknüpft. Das zugeführte Eiweiß wird dann nicht eingebaut, sondern angelagert, was zur schon beschriebenen Eiweißdickleibigkeit führt.

Ein bei Fastenkuren oft beobachteter Effekt ist ein weißer Zungenbelag! Hier entsteht der Mangel an **Kalium chloratum Nr. 4** durch einen Umstellungsprozess der Verdauungsorgane, die ebenfalls aus Drüsen bestehen. Die Verdauungssäfte werden vorerst in einer Menge ausgeschieden, die bisher zur Bewältigung der Nahrung notwendig war. Wird gefastet oder die Ernährung umgestellt, muss sich der Verdauungsapparat erst darauf einstellen. Vorerst wird, was die Verdauungsanforderungen betrifft, »ins Leere produziert«. Das verbraucht viel **Kalium chloratum.**

Nr. 5 Kalium phosphoricum

Betriebsstoff für die Energie

Wenn im Körper Ermüdungsgifte und Fäulnisgifte frei werden, werden sie durch **Kalium phosphoricum Nr. 5** gebunden. Auch durch die Atmung und über die Haut gelangen Gifte verschiedener Art, welche ein hohes Bestreben haben, eine chemische Verbindung einzugehen, in unseren Körper. **Kalium phosphoricum** ist der Mineralstoff, der dem Organismus grundsätzlich hilft, gesundheitsgefährdenden Vorgängen mit erhöhter Widerstandskraft und Energie entgegenzutreten.

Als Bestandteil der Entschlackungsmischung soll **Kalium phosphoricum Nr. 5** einerseits den Körper stärken und ihm Energie zuführen, damit die Ausscheidungsarbeiten erfolgen können. Andererseits, besonders wenn gleichzeitig gefastet wird, kann **Kalium phosphoricum Nr. 5** verhindern, dass ein geschwächtes Immunsystem zu gesundheitlichen Problemen führt. Die Entschlackungskur und das Abnehmen sollten keinen geschwächten Organismus zur Folge haben, sondern die Vitalität und das Wohlbefinden steigern. **Kalium phosphoricum Nr. 5** kann dem Körper Energie zuführen und den Abbau von Stoffwechselschlacken beschleunigen.

Kalium phosphoricum Nr. 5 dient nicht nur als Antiseptikum gegen Giftstoffe, sondern leistet auch Wiederaufbauarbeit. Es ist für die Regeneration zuständig und wird dringend in den Speichern benötigt, damit sich ein Wohlbefinden einstellt.

Während einer Entschlackungskur oder beim Abnehmen ist auch die Nervensubstanz sehr angegriffen, was besonders nach **Kalium phosphoricum Nr. 5** verlangt. Müdigkeit entsteht hauptsächlich durch eine Anhäufung von Abfall-, Gift- und Schlackenstoffen durch den täglichen Stoffwechsel oder bei Fastenkuren und beim Abnehmen. Wird durch die Gabe von **Kalium phosphoricum Nr. 5** ein Teil dieser belastenden Stoffe entgiftet, das heißt in eine nicht belastende chemische Verbindung gebracht, fühlt man sich frischer. Dadurch wird auch die Leistungskraft der Organe gestärkt, aber nicht unbedingt angekurbelt, wie es oft formuliert wird.

Nr. 6 Kalium sulfuricum

Der Betriebsstoff für die Reinigung der Zellen: **Kalium sulfuricum Nr. 6** hilft, alte Verunreinigungen, Schadstoffe und Krankheitsstoffe aus den Zellen herauszuholen. Die Belastungen entstanden im Verlauf vieler Krankheiten, durch Umweltbelastungen, Arzneimittelabbauprodukte und Ähnliches. Der Körper konnte diese Stoffe nicht mehr ausscheiden und musste sie ablagern. Dafür verwendet der Organismus die Zellen, in die er Schicht für Schicht diese Belastungsstoffe einlagert. **Kalium sulfuricum Nr. 6** kann solche Einlagerungen aus den Zellen holen.

Da dieser Mineralstoff die Vorgänge der »Zellatmung« unterstützt, zählt auch er zu den antioxidativen Mineralstoffverbindungen der Biochemie nach Dr. Schüßler. **Kalium sulfuricum Nr. 6** wird bei chronifizierten, alten Belastungen gegeben. Es dient vornehmlich einer Entlastung der Körperzellen, indem es deren Ausscheidungsfähigkeit ermöglicht.

Die Gift- und Belastungsstoffe, die der Organismus nicht ausscheiden kann, werden Schicht für Schicht in der Zelle abgelagert, wobei natürlich die jeweils letzte Erkrankung die oberste Schicht in der Deponie bildet. Wenn die Zellen die Grenzen ihrer Aufnahmekapazität erreicht haben, muss der Organismus zu drastischen Maßnahmen, wie panische Reaktionen auf bestimmte Stoffe, Allergien und schwere Hautkrankheiten, greifen, um noch ein Mindestmaß an Entschlackung zu ermöglichen. Daher sind diese Reaktionen ein Hilfeschrei!

Belastungen der Haut als Mangelzeichen

Chronische Belastungen und Verschlackungen zeigen sich sehr oft in chronischen Hauterkrankungen. Deshalb ist bei diesen Krankheiten primär immer an eine Entlastung des Körpers zu denken. Hier wird **Kalium sulfuricum Nr. 6** eingesetzt. Ein Mangel an diesem Mineralstoff zeigt sich in Form von schuppiger, klebriger Haut auf ockerfarbigem Untergrund, ein Zeichen vieler Hautkrankheiten, vor allem des Neurodermitis-Formenkreises und der Psoriasis (Schuppenflechte).

Durch einen Mangel an diesem Mineralstoff können sich einerseits die Pigmente in der Oberhaut nicht einlagern,

MINERALSTOFFE DER SCHÜSSLER-MINERALSTOFFMISCHUNG

sodass die Haut nur schwer bräunt. Die Pigmente können sich aber auch in einzelnen Punkten konzentrieren, sodass es zu braunen Flecken kommt. Diese Flecken, wie auch Muttermale und Warzen, sind Ablagerungsstätten für Stoffe, die der Organismus nicht ausscheiden kann.

Im Falle eines großen Bedarfs an **Kalium sulfuricum Nr. 6** handelt es sich meistens um ein Großreinemachen, wenn durch mangelnde Sauerstoffversorgung bis in die innersten Bereiche der Gewebe, das heißt bis in die Zellen, der notwendige Abbau von Schlacken nicht erfolgen konnte. Einerseits, wenn nach einer schweren Krankheit viele Abfallstoffe auszuscheiden sind, andererseits, wenn durch eine bedenkenlose Vergiftung des Organismus mit radikalbildenden Stoffen (Freie Radikale) durch starkes Rauchen, intensives Kaffeetrinken oder durch den häufigen Genuss von Geräuchertem für den Abbau der belastenden Substanzen viel **Kalium sulfuricum** benötigt wird. Außerdem entsteht ein **Kalium-sulfuricum**-Mangel auch durch entsprechende charakterliche Strukturen.

Die Bauchspeicheldrüse unterstützen

Kalium sulfuricum Nr. 6 ist der Hauptbetriebsstoff für die Bauchspeicheldrüse. Es kann immer wieder festgestellt werden, dass bei Menschen mit einem größeren Mangel an **Kalium sulfuricum**, zum Beispiel bei Allergikern, Probleme bei der Verdauung bestehen. Sie klagen auch über ein Völlegefühl im Magen. Die Bauchspeicheldrüse liegt so nahe

am Magen beziehungsweise hinter dem Magen, dass die Lokalisierung der unangenehmen Empfindungen oder Schmerzen bezüglich eines bestimmten Organs in diesem Falle nur schwer möglich ist. Ein Mangel an **Kalium sulfuricum Nr. 6** hindert diese für das Leben des Menschen so entscheidende Drüse an der Produktion der wichtigen Verdauungsstoffe, was unter anderem das allseits bekannte Völlegefühl verursacht. Die Bauchspeicheldrüse kann mithilfe von **Kalium sulfuricum Nr. 6** optimal verdauen, wodurch es zu einer guten Verwertung der Nahrung kommt.

Nr. 8 Natrium chloratum

Der Betriebsstoff für den Wasser- und Wärmehaushalt sowie zum Aufbau der Schleimhäute: Flüssigkeitsprobleme entstehen, wenn es dem Organismus nicht möglich ist, den Flüssigkeitshaushalt zu regulieren. Dafür ist **Natrium chloratum Nr. 8** zuständig. Es sorgt dafür, dass jenes Wasser im Körper, das durch Schlacken gebunden war und durch Verstoffwechslung mit **Natrium sulfuricum Nr. 10** frei wird, über die Nieren ausgeschieden werden kann.

Ein Mangel an **Natrium chloratum Nr. 8** hat im Magen zur Folge, dass die Bildung der Magensäure und der Magenschleimhaut nicht reguliert und daher gut aufgebaut werden. Dabei kommt es zu einem Brennen die Speiseröhre hinauf bis zum Schlund, weshalb dieses Brennen als Schlundbrennen bezeichnet wird. Es muss vom Sodbrennen unbedingt unterschieden werden.

Reinigung des Körpers unterstützen

Bei jeder Körperreinigung ist auch eine Regeneration der Gewebe wichtig. Dafür notwendig ist **Natrium chloratum Nr. 8**, das die Zellteilung fördert, in Kombination mit **Kalium phosphoricum Nr. 5**, welches die dafür notwendige Energie zur Verfügung stellt.

Ähnlich wie bei **Kalium chloratum Nr. 4** besitzen die Chloridionen des **Natrium chloratum Nr. 8** die Fähigkeit, belastende Stoffe zu binden und dadurch ausscheidbar zu machen. So kommt es, dass dieser Mineralstoff bei allen »Vergiftungen« empfohlen wird. Dabei kann es sich um Belastungen durch Gase (Umweltverschmutzung), durch Flüssigkeiten (Alkohol), durch chemische Substanzen (Pflanzenschutzmittel – zusammen mit **Kalium chloratum Nr. 4**), durch Belastung mit Schwermetallen (Amalgamfüllungen), durch pflanzliche oder aus dem Tierreich stammende, belastende Stoffe (Insektenstiche) handeln.

Wird aufgrund der Ausscheidungsprozesse vermehrt **Natrium chloratum Nr. 8** verbraucht, kann es sein, dass plötzlich ein vermehrtes Durstgefühl auftritt! Dann sollte unbedingt lauwarmes Wasser schluckweise getrunken werden, um die nötige Flüssigkeit für die Ausscheidungsvorgänge bereit zu stellen.

Die Rolle von Alkohol

Ein Thema, das auch für abnehmende Menschen von Bedeutung sein kann, ist Alkohol. Er muss im Körper verdünnt werden, was **Natrium chloratum Nr. 8** verbraucht und den bekannten »Brand« verursacht, das Durstgefühl am nächsten Tag. Mithilfe von **Natrium sulfuricum Nr. 10** baut die Leber ihn schließlich ab, worauf die Abbauprodukte ausgeschieden werden. Während einer Abnehm- und Entschlackungskur sollte unbedingt auf Alkohol verzichtet werden.

Nr. 9 Natrium phosphoricum

Der Betriebsstoff für die Säureregulierung und den Fett- und Zuckerstoffwechsel: eine starke und chronische Versäuerung führt langfristig zu vielerlei gesundheitlichen Problemen, auch zu Steinablagerungen und Fettanlagerungen. Menschen, die zu viel Süßes oder kohlenhydratreiche Kost essen, verbrauchen sehr viel von diesem Funktionsmineral. Der anfallende Zucker kann nicht mehr ausreichend verarbeitet werden und wird zu Fett umgewandelt. Der Mensch baut außerdem Fettgewebe auf, weil zur Neutralisierung von Säure **Natrium phosphoricum Nr. 9** verbraucht wurde und für den Fettstoffhaushalt nicht mehr zur Verfügung steht. Deshalb muss beim Abnehmen darauf geachtet werden, dass vorher die Kohlenhydratzufuhr gedrosselt wird und zusätzlich genug **Natrium phosphoricum Nr. 9** für die anfallende Fettstoffregulierung und vor allem den Säureabbau zur Verfügung steht.

Eine Säureüberlastung hat auch nachhaltige Auswirkungen auf die Knochen, da sie langfristig zu einer Entmineralisierung führt. Mit **Natrium phosphoricum Nr. 9** wird Säure im Körper grundsätzlich reguliert und zwar bereits am Ort des primären Geschehens, nämlich in der Zelle, da es den Laktatabbau fördert.

Säure abbauen
Natrium phosphoricum Nr. 9 ist der Mineralstoff, der den Organismus in die Lage versetzt, nicht nur den Abbau der Harnsäure zu betreiben, sondern insgesamt alle anfallenden Säuren auf physiologische Weise zu regulieren. Harnsäure fällt bei der Eiweißverdauung, vor allem der Purine, an und muss mithilfe von **Natrium phosphoricum Nr. 9** in Zusammenarbeit mit **Silicea Nr. 11** neutralisiert werden. Menschen, die viel Fleisch essen, sollten wissen, dass Fleisch viel Purin enthält, vor allem Rindfleisch.

Die Harnsäure, die nicht über die Niere ausgeschieden wird, wird im Verdauungstrakt durch Darmbakterien zu Ammoniak, einer Stickstoffverbindung, und Kohlendioxid abgebaut. Ist der Ammoniakanteil zu groß, entstehen Vergiftungserscheinungen wie Kopfschmerzen oder bleierne Müdigkeit. Ammoniakabbau erfolgt in der Leber unter Einfluss des **Manganum sulfuricum Nr. 17**.

Kohlenhydrate – Energiespender oder Natrium-phosphoricum-Räuber?
Kohlenhydrate, die aus Zuckerbausteinen bestehen und deren Abbau und Umwandlung zur Energieversorgung der Zelle von allergrößter Bedeutung sind, werden durch **Natrium phosphoricum Nr. 9** in die Endprodukte des Stoffwechsels, nämlich Kohlensäure und Wasser, umgebaut. Dadurch wird auch verständlich, dass ein starker Zuckerkonsum ebenso wie ein intensiver Kohlenhydratgenuss in Form von Mehlspeisen – gemeint sind unser »weißer« Industriezucker und unser »weißes« Mehl – einen großen Mangel an **Natrium phosphoricum** zur Folge haben. Wenn durch die einseitige Belastung der Vorrat an diesem Mineralstoff immer mehr abnimmt, nimmt im Gegenzug die Säurebelastung immer mehr zu.

Reaktionen auf einen Säureüberschuss
Bei einem Ansteigen von Säure im Körper, wie zum Beispiel der Harnsäure oder Laktat nach sportlicher Belastung, entsteht ein Mattigkeitsgefühl. Der Organismus benötigt für den Abbau der Säure entweder Ruhe oder Bewegung in sauerstoffreicher Luft, in der die Säure abgeatmet wird.

Der Säurespiegel im Magen ist nicht immer gleich hoch. Der Magensaft (immerhin produziert der Magen jeden Tag ungefähr 2,5 Liter Magensaft mit dem pH-Wert von 1 bis 2) vermehrt sich bis zum Zeitpunkt der Mahlzeiten, sodass er zur Verdauung der Nahrung ausreichend zur Verfügung steht. Besteht eine Neigung zur Übersäuerung, dann kommt es dabei auch zu einer verstärkten Säurebelastung im Magen. In dieser Zeit wird auch vermehrt Insulin ausgeschüttet, das alles verursacht einen Heißhunger. Es muss dann möglichst rasch etwas gegessen werden, ohne Rücksicht auf geplante Mahlzeiten.

Im Lauf des späten Vormittags und am späten Nachmittag haben manche Menschen einen sogenannten »Durchhänger«. Er zeigt das Ansteigen der Säure im Körper an und sollte nicht durch den Genuss von aufputschenden Mitteln bezwungen werden. Oft wird versucht, den Durchhänger mit »Zuckerleckereien« zu »besiegen«, da Zucker (zum Beispiel Traubenzucker) relativ schnell in die Blutbahn übergeht und der Energiegewinn sehr rasch einsetzt. Dies hält jedoch nur kurze Zeit an und wird auf Kosten von Mineralstoffreserven erkauft. Eine Vorbeugung durch die Einnahme von **Natrium phosphoricum Nr. 9** und eine entsprechende Nahrungsumstellung ist hier vorzuziehen. Einer chronischen Mattigkeit liegt eine andauernde Übersäuerung zugrunde. Wer davon betroffen ist, sollte über das Auffüllen des **Natrium-phosphoricum**-Speichers versuchen, die Belastung abzubauen.

Ein Zuviel an Magensäure wird durch ein Gefühl von Druck im Magen oder ein Brennen gespürt; ein Zuwenig durch das Gefühl eines Steins im Magen. **Natrium phosphoricum Nr. 9** hilft dem Organismus, den Säurehaushalt zu regulieren. Wie schon bei **Natrium chloratum Nr. 8** ausgeführt, muss zwischen dem Schlundbrennen und dem Sodbrennen unterschieden werden.

Vielfach wird versucht, durch die Einnahme säuretilgender Mittel, wie Basenpulver oder anderer Tabletten, das Problem zu bekämpfen. Die Einnahme nimmt keine Rücksicht auf die physiologischen Verhältnisse und zwingt dem Organismus Neutralisierungsprozesse, vor allem im Magen, auf. Dabei wird der pH-Wert im Magen zu weit gesenkt. Dieser reagiert mit einer zusätzlichen Produktion von Magensäure, es entsteht ein Pingpong-Effekt, sodass die Betroffenen von diesen Produkten nicht mehr wegkommen. Da auch vermehrt Bikarbonat produziert wird, werden langfristig auch die Bauchspeicheldrüse und die Galleproduktion irritiert, weil die Gastrinproduktion zurückgefahren wird. Schließlich wird die Magenschleimhaut in Mitleidenschaft gezogen. Daher sollte Basenpulver nur als Kur und unter Aufsicht eingenommen werden.

Belastung der Nieren

Steigt der Säurespiegel (gemeint ist in diesem Zusammenhang vor allem die Harnsäure) im Blut, geraten die Nieren unter Druck. Sie sind für den konstanten osmotischen Druck durch die Steuerung des Elektrolythaushaltes (Mineralstoffhaushaltes) zuständig. Vergeblich bemühen sie sich über die Harnausscheidung, den Säurespiegel zu senken. Die Belastung kann als Druck in

der Nierengegend spürbar werden und sich bis zu unangenehmen Schmerzen steigern (Ablagerung von Harnsäurekristallen). Sind die Nieren diesen Belastungen längere Zeit ausgesetzt, leidet die Leistung dieses wichtigen Filtersystems.

Das Blut wird in Folge mit Harnsäure belastet (Gicht), die Harnsäurewerte steigen an. Langfristig kommt es zu einer charakteristischen Löcherung der Knochen im gelenksnahen Bereich und nicht wiederherstellbaren (irreparablen) Schäden der Knorpelsubstanz. Harnsäure kann von der Niere nur in relativ geringen Mengen ausgeschieden werden. Daher bleibt bei einem Mangel an **Natrium phosphoricum Nr. 9** ein Großteil der Harnsäure im Blut, wo sie nicht hingehört.

Rheuma und Gicht

Rheuma und Gicht sind in ihren Auswirkungen zum Teil einander überlagernde Beschreibungen desselben Formenkreises. Es handelt sich dabei um am Anfang außerordentlich schmerzhafte Reaktionen des Körpers, welche bei Fortdauer des Leidens nicht mehr anfallsweise, sondern chronisch auftreten.

Harnsäure kann an Gelenken und Muskelgewebe auskristallieren. Ablagerungen dieser Kristalle in den Muskeln führen zum Weichteilrheumatismus. Ablagerungen in der Nähe der Gelenke, unter anderem im Knorpelgewebe führen zur Entzündung der Gelenke, nämlich Arthritis, und im weiteren Verlauf zur chronischen Arthrose.

WISSEN

Säure nicht reduzieren

Das Besondere an **Natrium phosphoricum Nr. 9** besteht darin, dass es im Körper die Säure nicht reduziert, sondern den Organismus in die Lage versetzt, den Säurespiegel physiologisch zu regulieren.

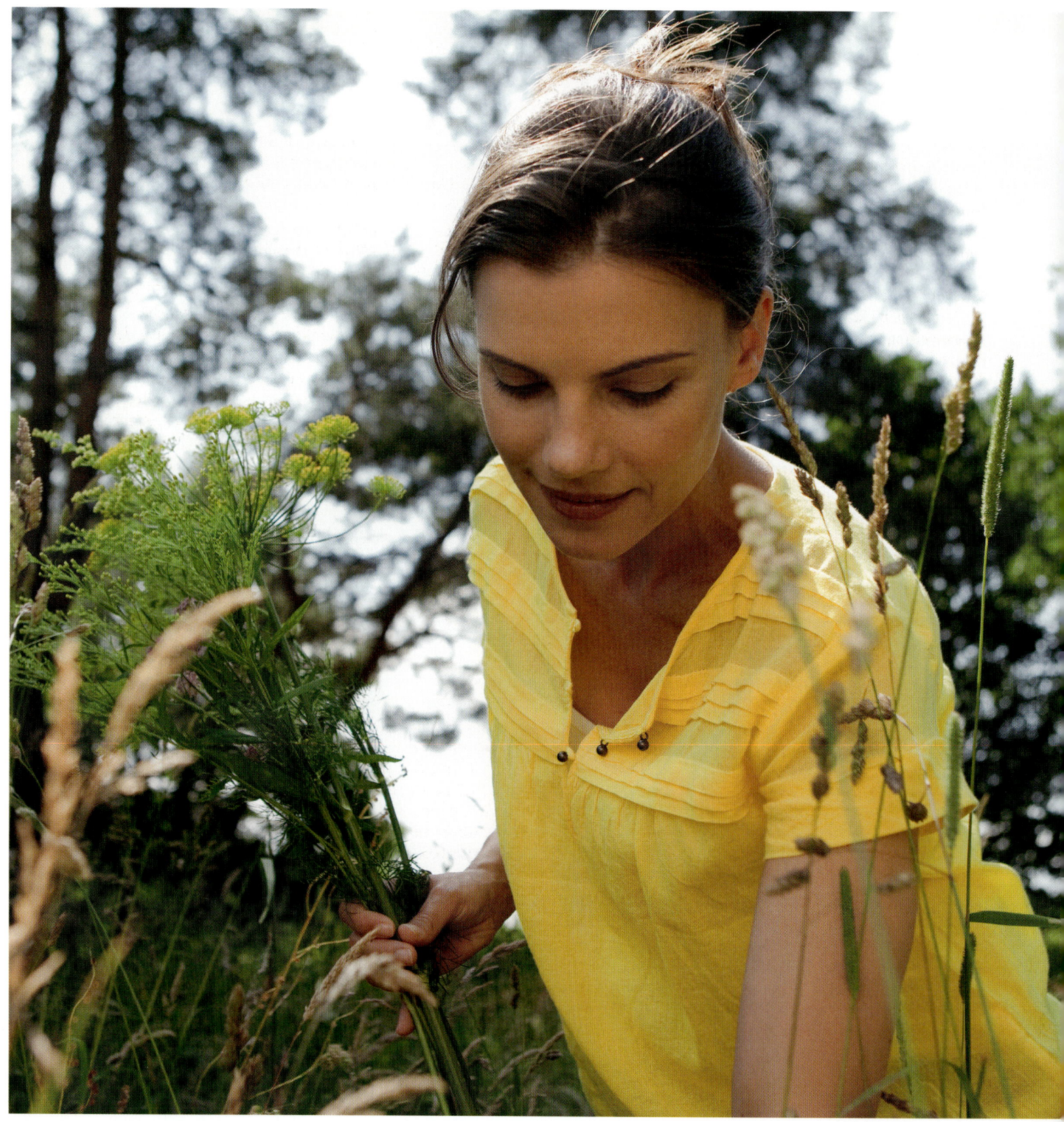

Harnsaure Ablagerungen beziehungsweise Ablagerungen von Harnsäurekristallen sind auch an den Sehnen und Bändern möglich. Durch **Natrium phosphoricum Nr. 9** und **Silicea Nr. 11** können sie abgebaut werden.

Umstimmung des Stoffwechsels

Bei Fettdickleibigkeit steht zunächst die Übersäuerung des Menschen im Vordergrund. Säureabbau wird über die Zufuhr von **Natrium phosphoricum Nr. 9** physiologisch angekurbelt. Säureproduktion in der Zelle und Säureablagerungen im Bindegewebe werden mit Hilfe dieses Funktionsmittels wieder reguliert. Steht ausreichend **Natrium phosphoricum Nr. 9** zur Verfügung, kann schließlich auch der Fettstoffwechsel wieder reguliert werden.

Abschließend muss das Resümee all dieser Aussagen dazu führen, dass der abnehmwillige Mensch danach trachtet, seine Ernährungsgewohnheiten umzustellen. Versäuernde Nahrung, wie es eine übermäßige Kohlenhydrat- und Zuckerzufuhr darstellt, saure Lebensmittel wie saures Obst, purinreiche Kost aus Fleisch, aber auch versäuernde Genussmittel wie Kaffee und Wein sollten eingeschränkt, beziehungsweise gemieden werden.

Vermehrte Zufuhr von basischem Gemüse, essenziellen Fettsäuren und Wasser trinken leiten eine langfristige Umstimmung des versäuerten Stoffwechsels ein und führen gemeinsam mit einer ausreichenden Zufuhr von **Natrium phosphorcum Nr. 9** zu dauerhafter Gewichtsreduktion und Gesundung.

Nr. 10 Natrium sulfuricum

Der Betriebsstoff für die Ausscheidung der Schadstoffe über Leber und Dickdarm: Die Leber baut schwer ausscheidbare Stoffe um, damit sie über den Dickdarm den Organismus verlassen können. Dieser Funktionsstoff unterstützt die Leber bei allen Entgiftungs- und Ausscheidungsfunktionen und ist auch antioxidativ wirksam. Für die antioxidative Aktivität der Leber ist jedoch nicht nur **Natrium sulfuricum Nr. 10** ausschlaggebend, sondern auch **Selenium Nr. 26** spielt diesbezüglich eine große Rolle.

Natrium sulfuricum Nr. 10 wird auch als »Schubkarre« bezeichnet, mit der die Schlacken über den Dickdarm aus dem Körper transportiert werden. Der Darm kann Schlacken und andere Belastungsstoffe über die Darmzotten ausscheiden. Das passiert vor allem beim Fasten. Nach mehr als drei Tagen fasten ist es den Darmzotten möglich, die Schadstoffe vermehrt ins Darmlumen abzugeben. Die tägliche Darmreinigung durch ein Passagesalz (Bittersalz, Glaubersalz) ist dann unumgänglich, sonst würde ein Teil der Belastungsstoffe im Darm liegen bleiben und nach Beendigung der Kur wieder in den Körper zurückgesaugt werden. Sie verursachen dann unnötigerweise Kopfschmerzen und andere Beschwerden. Der oft angewendete Einlauf genügt hier leider nicht.

Steigt durch Schlacken im Körper die Belastung derart an, dass sie der Organismus nicht mehr bewältigen kann, benützt er ein Notventil. Er stößt die in Flüssigkeit gelösten Schlacken über die Aufnahmekanäle, die Darmzotten, ab, indem er die Fließrichtung umkehrt. Dabei wird der Nahrungsbrei nicht mehr eingedickt und die Ausscheidung der abzustoßenden Belastungsstoffe erfolgt explosionsartig als Durchfall. Wenn der Darm in seiner Ausscheidungsfunktion überfordert ist, werden die Stoffe zusätzlich über den Mund erbrochen; es kommt zum Brechdurchfall. Ein wesentliches Kennzeichen für diesen Vorgang ist die totale Ablehnung jeder Nahrungsaufnahme.

Blähungen und Verstopfung

Schütten Leber und Galle zu wenig für die Verdauung benötigte Flüssigkeit aus und steht dem Organismus durch die Bindung von Schlackenstoffen an Wasser zu wenig Flüssigkeit insgesamt zur Verfügung, verdickt sich der Nahrungsbrei und bleibt im Darm liegen. Die Verstopfung ist perfekt. Es kommt zu chemischen Reaktionen und Gärungsprozessen, welche Gase produzieren, die zu den bekannten Blähungen führen, die sich bis zu Koliken steigern können.

Außerdem kann damit ein unangenehmer Kopfschmerz verbunden sein, weil die Gase, vor allem Ammoniak, in das Blut gelangen. Das Gehirn ist am sensibelsten für solche Vergiftungen und leidet darunter.

Das Hauptproblem liegt an der Unfähigkeit des Körpers, die Schlacken loszuwerden, wodurch sie im Bauchbereich gebunden bleiben. Gehen dann durch die Einnahme von **Natrium sulfu-**

ricum **Nr. 10** und warme Umschläge doch Gase ab, stinken sie entsetzlich wie faule Eier beziehungsweise schwefelig, ähnlich einer Heilquelle mit starkem Schwefelgehalt.

Ablagerungen

Bei einem Mangel ist der Organismus gezwungen, die Stoffe, welche umgebaut werden müssten, in Deponien zu stecken. Zu diesen Lagerungsstätten gehören erfahrungsgemäß Warzen, Muttermale und harte Knoten unter der Haut, welche sich problemlos verschieben lassen. Sie verändern ihre Größe, je nachdem, wie groß der Anfall von Belastungsstoffen ist.

An den Orten, an denen sich Belastungsstoffe befinden, die nicht mehr ausgeschieden werden können, wird das Immunsystem geschwächt. Dadurch entsteht eine Angriffsmöglichkeit für Bakterien und Viren, wie es beispielsweise bei Warzen der Fall ist.

WISSEN

Gut für die Leber

Die Leber ist das stoffwechselaktivste Organ, unsere Entgiftungszentrale, die sich mit allen Abfällen und Rückständen unseres Stoffwechsels beschäftigen muss. Für den Umbau der belastenden Stoffe in ausscheidbare Substanzen steht der Leber **Natrium sulfuricum Nr. 10** zur Verfügung.

Das Auftreten beziehungsweise die Ausbreitung des Herpes-Virus steht in einem engen Zusammenhang mit Gefühlsstoffen, die mit Aufregung, Hass und Ablehnung zu tun haben und das Immunfeld schwächen, wodurch es vor allem im Bereich der Lippen und um den Mund zu Herpesblasen kommt. Allerdings ist Herpes genitalis fast schon so häufig wie Herpes labialis (Lippen). Durch ausreichende Einnahme von **Natrium sulfuricum Nr. 10** und dem damit verbundenen Schadstoffabbau kann langfristig eine Herpesanfälligkeit abgebaut werden.

Schlackenflüssigkeit – Schadstoffflüssigkeit

Allerdings gibt es eine bestimmte Gruppe von Belastungsstoffen, welche nicht abgelagert werden können, sondern in Lösung gehalten werden müssen. Diese mit Flüssigkeit verknüpfte Schlacke füllt mit der Zeit den gesamten Körper auf. Sie verwässert das Blut, durchdringt das Gewebe und verwässert es, was als Hydrämie beschrieben wird. Wenn diese Räume nicht mehr reichen, lagert der Organismus die Flüssigkeiten in den Extremitäten ab. Extreme Gewichtszunahme ist die Folge.

Die ersten Anzeichen dafür bestehen in matten, schweren Beinen, welche große Mühe bereiten, sie anzuheben. Die Füße, später auch die Beine, vor allem die Unterschenkel, schwellen an. Die mit den Schlacken verbundene Flüssigkeit lagert sich auch in den Fingern und Händen ab. In Zeiten besonderer Ver-

schlackung und dem damit verbundenen Flüssigkeitsandrang in die Hände ist es schwer, die Ringe von den Fingern zu bekommen oder in Schuhe zu schlüpfen, die sonst gut passen.

Bei Sonnenbestrahlung wird die im oberflächlichen Gewebe abgelagerte Schlackenflüssigkeit in Bläschen sichtbar. Sie haben einen leicht gelblichgrünlichen, wässrigen Inhalt. Die betroffenen Hautstellen jucken sehr, und meist reagiert der Organismus mit einer Rötung der Haut, Sonnenallergie ist entstanden. Wer auf diese Weise auf die Sonne allergisch reagiert, sollte die Mineralstoffe nach Dr. Schüßler besonders konsequent und reichlich einnehmen, damit sich der Körper von der Überfüllung mit Schlacken befreien kann. In diesem Fall kann auch die äußere Anwendung eines basischen Bades sehr hilfreich sein (BaseCare-Bad, siehe Seite 138).

Für die Entschlackung das Funktionsmittel bereitstellen

Wird dem Organismus, vor allem der Leber, durch die Einnahme von **Natrium sulfuricum Nr. 10** in der Schüßler-Mineralstoffmischung die Möglichkeit geboten, die Schadstoffe ausscheidungsfähig zu machen, kann die schadstoffbeladene Flüssigkeit wieder freigegeben werden. Sie steht dann entweder für den Stoffwechsel zur Verfügung oder wird ausgeschieden. Je nach Fortschritt des Umbaus der Schlackenstoffe schreitet dann auch die gewünschte Ausscheidung des Schlackenwassers voran und das Gewicht nimmt ab.

Nr. 11 Silicea

Der Betriebsstoff für Bindegewebs-struktur und Säureabbau: **Silicea Nr. 11**, löst harnsaure auskristallisierte Ablagerungen wieder auf. Dadurch werden die Belastungen für das Gewe-be, in denen die Kristalle eingelagert waren, verringert. Die Schmerzen der belasteten Knorpelgewebe werden re-duziert. Das gilt auch für die Weichteile, worunter die Muskeln, Sehnen, Fett- und Bindegewebe, Nerven und Gefäße verstanden werden. Für den Abbau der frei gewordenen Säure ist **Natrium phosphoricum Nr. 9** notwendig.

Silicea Nr. 11 ist für die Schweißbil-dung von besonderer Bedeutung. Infol-ge eines Überschusses an Säuren ver-sucht der Organismus, einen großen Teil davon über die Ausscheidung als Schweiß loszuwerden. Menschen, die damit belastet sind, haben eine unan-genehm riechende Schweißabsonde-rung an Händen und Füßen. Aber diese Schweißabsonderung beschränkt sich nicht nur auf die Füße, sie kann auch unter den Achseln, in den Armbeugen, Leisten und Kniekehlen erfolgen. Im Entschlackungspulver ist es **Silicea Nr. 11**, das hier hilft.

Für ein funktionierendes Bindegewebe ist **Silicea Nr. 11** unumgänglich. Beim Abnehmen wird Gewebe abgebaut, die Haut erscheint mit der Zeit als »zu groß«. Die Bindegewebsrestrukturie-rung der Haut benötigt diesen Mineral-

stoff jetzt vermehrt, um wieder straff zu werden. Im Bindegewebe des Kör-pers erfolgt ein Säureabbau. Die anti-oxidativen Filterstrukturen des natürli-chen Siliziumnetzes im Bindegewebe werden mithilfe des Funktionsstoffes **Silicea Nr. 11** wieder aufgebaut. Dieser Mineralstoff unterstützt die Bildung von Kollagenstrukturen im Körper.

Nr. 12 Calcium sulfuricum

Der Betriebsstoff für den abbauenden Eiweißstoffwechsel: **Calcium sulfuri-cum Nr. 12** ist vor allem für die Durch-lässigkeit des Bindegewebes zuständig. Mit Eiweiß überladenes Bindegewebe ist versäuert und dadurch verhärtet, es ist undurchlässig und kompakt. Der Nährstofftransport zwischen den Zel-len leidet, die Zellen werden reaktions-träge, versäuern, können Schadstoffe nicht mehr ins Bindegewebe abgeben und sterben zu früh.

Calcium sulfuricum Nr. 12 fördert den Eiweißabbau, das Bindegewebe wird wieder durchlässig, sowohl für die Nährstoffe als auch für die Schadstoffe aus den Zellen. Dieser Mineralstoff ist daher ein wichtiges Regulans für Ent-säuerung und Bindegewebsreinigung und fördert dadurch die Gewichtsre-duktion. Es ist auch sehr wirksam bei eitrigen Prozessen im Körper zusam-men mit **Natrium phosphoricum Nr. 9** und **Silicea Nr. 11**.

Nr. 16 Lithium chloratum

Lithium chloratum Nr. 16 unterstützt die Niere bei all ihren Ausscheidungs-prozessen, vor allem der Harnsäure. Damit werden alle Belastungen redu-ziert, die durch eine vermehrte An-sammlung von Harnsäure entstehen. Dieser Mineralstoff reinigt Bindegewe-be von belastender Säure und unter-stützt die Ausscheidungsvorgänge von allerlei Verunreinigungen dieses so wichtigen Organs des Menschen.

Nr. 19 Cuprum arsenicosum und Nr. 21 Zincum chloratum

Cuprum arsenicosum Nr. 19 und **Zin-cum chloratum Nr. 21** sind in der vor-liegenden Mineralstoffmischung die wichtigsten Betriebsstoffe für eine Schwermetallausleitung. Beide Mine-ralstoffe sind wichtig für die Bildung von Kollagen und Elastin und damit für gesunde Strukturen des Bindegewebes des Menschen. Beide Mineralstoffe sind antioxidativ wirksam, sie schützen vor allem Gewebsstrukturen vor Freien Radikalen.

WISSEN

Freie Radikale

Gesundes Abnehmen heißt auch immer Abbau von Freien Radi-kalen, damit die Bindegewebe-strukturen wieder möglichst un-belastet ihre Funktionen ausüben können.

Zincum chloratum Nr. 21 ist ein wichtiges Funktionsmittel für die Bauchspeicheldrüse im Zusammenhang mit Insulin und hat daher indirekt große Bedeutung für die Zuckerverwertung.

Er fördert den Alkoholabbau in der Leber und unterstützt den Säure-Basen-Haushalt über die Niere im Zusammenhang mit dem größten Basenpuffer des Körpers, dem Bikarbonat.

Nr. 23 Natrium bicarbonicum

Natrium bicarbonicum Nr. 23 ist der Mineralstoff, der die Ausleitung von harnpflichtigen Substanzen aus dem Gewebe unterstützt. Außerdem ist dieser Mineralstoff am wichtigsten Basenpuffer im Körper beteiligt.

Ein ausgeglichenes Säure-Basen-Gleichgewicht ist beim Abnehmen von großer Bedeutung. Dieser Mineralstoff regt einen trägen Stoffwechsel an und leitet eine Umstimmung bei einer schwerwiegenden Übersäuerung ein. Ein übersäuerter und träger Stoffwechsel ist immer eine große Hemmschwelle für ein gesundes Abnehmen.

Nr. 26 Selenium

Selenium Nr. 26 ist Bestandteil des wichtigsten antioxidativen Schutzes der Leber. Das gerade ist aber bei dem großen Anfall an Schadstoffen, der ja auch einen Schub an Freien Radikalen auslöst, wichtig.

WISSEN

Reaktionen, die weitere Maßnahmen notwendig machen

Treten folgende Reaktionen bei der Einnahme der Schüßler-Mineralstoffmischung auf, sind weitere Maßnahmen notwendig:

- Sodbrennen: 10 bis 20 Tabletten **Natrium phosphoricum Nr. 9** zusätzlich
- vorübergehend angeschwollene Beine, Knöchel, Hände, Katerkopfschmerz oder Durchfall: 10 bis 20 Tabletten **Natrium sulfuricum Nr. 10** zusätzlich
- Säureüberflutung: basische Bäder, 10 bis 20 Tabletten **Natrium phosphoricum Nr. 9** zusätzlich
- rheumatische Beschwerden, die wieder akut werden: die Dosierung des Mineralstoffpulvers reduzieren
- Ausscheidung der Schlacken über die Haut mit Juckreiz: Mineralstoffduschgel, basische Bäder, 10 bis 20 Tabletten **Natrium sulfuricum Nr. 10** zusätzlich.

Baustein Nummer 2: Basisches Mineralstoffbad

Basenbäder, richtig angewendet, unterstützen die Ausscheidung von Schadstoffen und Säure über die Haut.

Die Haut ist das größte Ausscheidungsorgan des Körpers. Deshalb kommt ihr beim Abbau von belastenden Stoffen wesentliche Bedeutung zu. Einer der intensivsten Ausscheidungsvorgänge wird über das Schwitzen erreicht. Grundsätzlich kann zwischen aktivem und passivem Schwitzen unterschieden werden:

- Aktives Schwitzen wird durch intensive körperliche Betätigung erreicht und hilft dem Organismus belastende Stoffe, die sich im Bereich des Gewebes unter der Haut befinden, loszuwerden.
- Passives Schwitzen hilft ebenso, solche Stoffe auszuscheiden, es geschieht vor allem in der Sauna.

Viele Menschen sind nach Schwitzen regelrecht süchtig. Sie betonen, dass sie die zwei bis drei Stunden Joggen, Radfahren oder Tennis einfach dringend brauchen. Genauso die »fanatischen« Besucher der Sauna, sie brauchen den passiven Ausscheidungsprozess von Schadstoffen, um sich wohlzufühlen. Bei Wärme ist die gesamte Entgiftung des Körpers wesentlich intensiver und die ausscheidenden Stoffwechselprozesse werden gefördert. Das alles wird beim basischen Mineralstoffbad ausgenützt. Dabei spielt nicht nur die Temperatur eine große Rolle, sondern besonders der pH-Wert. Durch die Beimengung geeigneter Mineralstoffe wird im Badewasser ein pH-Wert von mindestens 8 hergestellt und die Badetemperatur auf 38 °C gehalten.

Hungergefühl geht allgemein zurück, und damit kann auch die Menge der Nahrungsaufnahme leichter reduziert werden. Durch eine geeignete Trägersubstanz werden die ausgeschiedenen Stoffe im Badewasser sofort gebunden und können nicht mehr in den Körper gelangen, also nicht mehr rückresorbiert werden.

Durch die hohe Wassertemperatur, gebadet werden sollte am besten über Körpertemperatur, beginnt der badende Mensch zu schwitzen und ungefähr nach einer halben Stunde mit dem Schweiß Schadstoffe abzustoßen. Die Schadstoffe (Verschlackung) auf Dauer loszuwerden, ist von größter Bedeutung. Wird der Körper dabei unterstützt und Schlackenflüssigkeit kann abgebaut werden, reduziert sich das Gewicht und der Körperumfang.

Wirkung des basischen Mineralstoffbads

Durch das basische Mineralstoffbad, wie z. B. das BaseCare (siehe S. 138), entsteht im Badewasser eine »Lauge« mit einem pH-Wert von ca. 8 bis 8,5. Der Körper ist gezwungen, diesen pH-Wert auf den des menschlichen Blutes zu senken, und dieser liegt bei ungefähr 7,4. Es entsteht also ein osmotischer Druck, durch den die Säuren aus dem Körper ausgeleitet werden.

Wird die Säure aus dem Körper möglichst sorgsam ausgeschieden – durch Einnahme von **Natrium phosphoricum Nr. 9**, der Schüßler-Mineralstoffmischung und gleichzeitig durch häufigeres Baden mit einem basischen Mineralstoffbad –, so erspart man sich beim Abnehmen Hungerattacken, die durch Säurefluten ausgelöst werden. Müdigkeit und Mattigkeit bleiben aus. Das

TIPP

Schadstoffe

Wird eine Ausscheidung von Schadstoffen durch ein Bad angestrebt, sollte die Badetemperatur über der Körpertemperatur gewählt werden, also auf jeden Fall über 37 °C.

Anwendungen des basischen Mineralstoffbads

Im Folgenden sind die verschiedenen Anwendungen des Mineralstoffbades beschrieben. Suchen Sie sich die für Sie geeignete Form aus. Menschen mit hohem Blutdruck, Kreislaufschwierigkeiten oder gar Herzproblemen dürfen keine Bäder über Körpertemperatur durchführen. Für sie liegt die ideale Badetemperatur bei 35 bis 36,5 °C. Wer keine Bäder verträgt, kann z. B. BaseCare auch als Brei auftragen und damit eine Maske machen. Besonders bei Akne und unreiner Haut werden hier gute Ergebnisse erzielt. Der Brei kann aber auch für Teilauflagen verwendet werden, zum Beispiel als Breiauflage für die Oberschenkel (bei Cellulite).

Bei verhärtetem Bindegewebe kann man z. B. mit einem BaseCare-Brei auch Ganzkörperauflagen machen. Nach dem Einwirken und Abspülen ist eine gezielte Bindegewebsmassage sehr empfehlenswert.

ANWENDUNG

Vollbad

Bei Bedarf täglich ein basisches Mineralstoffbad nehmen.
Dosierung: drei Esslöffel basisches Mineralstoffbad
Empfohlene Badedauer: etwa 30 bis 50 Minuten. Es sind aber auch Bäder von einer Dauer bis über eine Stunde möglich.
Badetemperatur: etwa 37 bis 38 °C gleichbleibend über die gesamte Badedauer halten
Alle fünf bis zehn Minuten sollte die Haut mit einer Badebürste leicht gebürstet oder mit einem Waschlappen abgerieben werden. Sie wird dabei von den ausgeschiedenen Stoffen gereinigt.
Menschen mit hohem Blutdruck, Kreislaufschwierigkeiten oder gar Herzproblemen dürfen keine Bäder über Körpertemperatur durchführen. Für sie liegt die ideale Badetemperatur bei 35 bis 36,5 °C.

Basisches Sitzbad

Dauer: 10 bis 40 Minuten; **Dosierung:** ein Esslöffel basisches Mineralstoffbad
Basische Sitzbäder wirken sich besonders gut bei Problemen im Genital- und Analbereich aus.

Basisches Fußbad

Dauer: von 30 Minuten bis über eine Stunde; **Dosierung:** ein Esslöffel basisches Mineralstoffbad
Basische Fußbäder wirken besonders auf die Verschlackung der Füße ein. Belastende Flüssigkeiten versacken oft in die Füße, was sich in extremer Weise dann bei offenen Beinen zeigt. Es gibt außerdem genügend andere Beschwerden, die über ein basisches Fußbad entlastet werden können: Fußschweiß, Fußpilz, Juckreiz in den Unterschenkeln, Ausschläge, Krampfadern, Gichtzehen oder rheumatische Beschwerden in den Fußgelenken.

Basisches Handbad

Dauer: 5 bis 20 Minuten; **Dosierung:** ein Teelöffel basisches Mineralstoffbad
Gerade bei Handekzemen zeigt sich die Überlastung der Gewebe mit Schadstoffen. Dieses basische Mineralstoffbad kann hilfreich dabei eingesetzt werden. Aber auch bei rheumatischen Beschwerden und bei Gichtknoten in den Fingergelenken ist davon Hilfe zu erwarten.

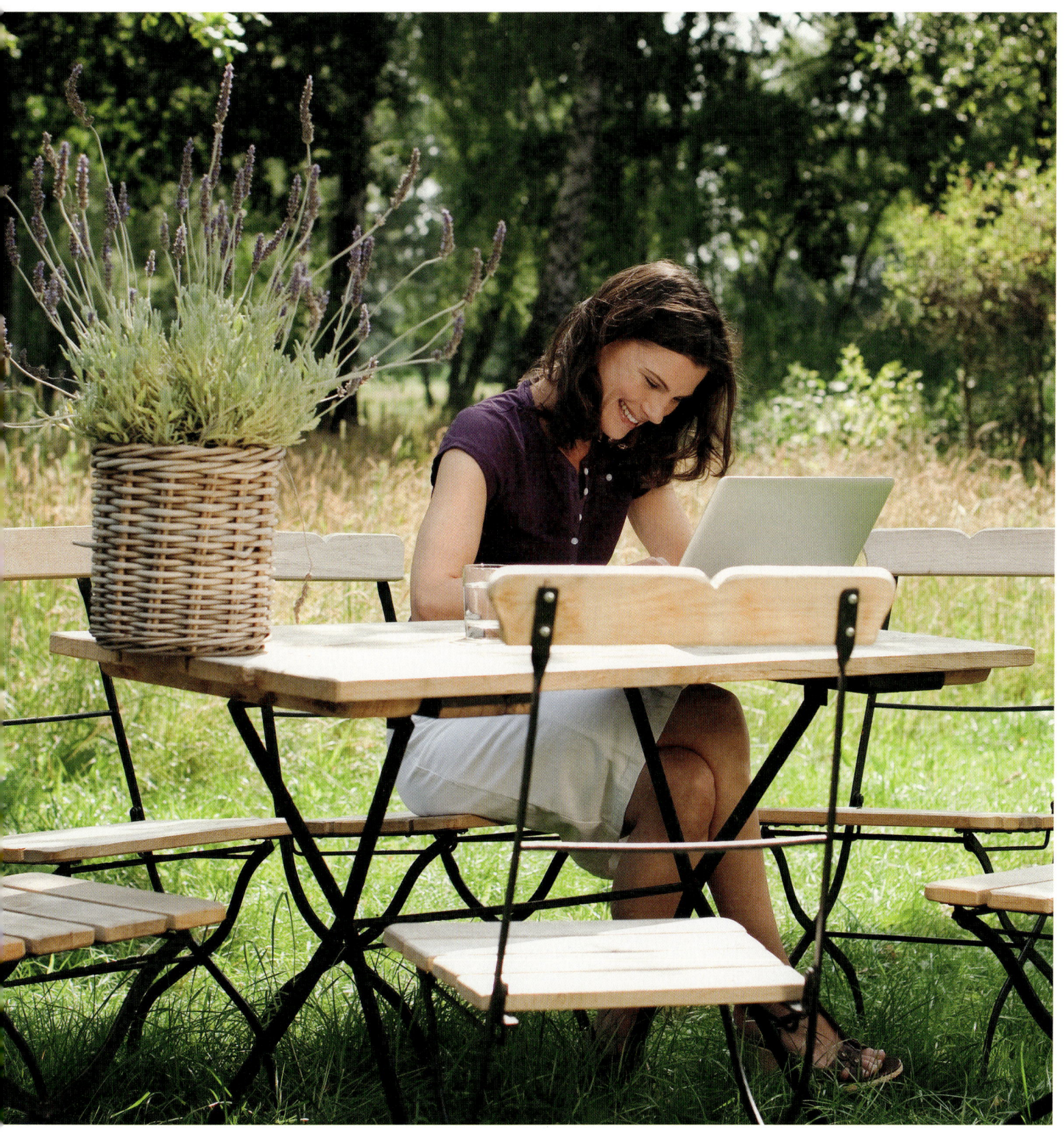

Baustein Nummer 3: Reinigungs- und Entschlackungstee

Bevor dieser spezielle Tee vorgestellt wird, ist es sicher von Bedeutung, auf das Trinken im Allgemeinen und das Durstgefühl im Speziellen einzugehen.

Trinken ist lebenswichtig

Bezeichnend für die Notwendigkeit von Flüssigkeit ist, dass der Mensch wohl sehr lange ohne feste Nahrung auskommen kann, ihn aber ein Mangel an Flüssigkeit sehr rasch gefährden würde. Ein Mensch verhungert nicht so schnell, aber er verdurstet relativ rasch, denn der Körper enthält vor allem Wasser. Immerhin bestehen 61,6 Prozent des Körpervolumens aus diesem lebenswichtigen Element. Alle Zellen enthalten Wasser. Auch ist es der Hauptbestandteil unserer Körperflüssigkeiten, des Blutes, der Lymphe, der Flüssigkeit in Gehirn und Rückenmark, im Glaskörper des Auges und der Interzellularflüssigkeit. Von der Körperflüssigkeit befinden sich etwa 40 Prozent innerhalb der Zellen, 15 Prozent umgeben die Zellen als Zwischenzellflüssigkeit, und fünf Prozent bilden das Plasmawasser.

Die Bedeutung von Kochsalz für den Flüssigkeitshaushalt

Damit der Organismus mit Wasser umgehen kann, ist **Natrium chloratum** notwendig. Überall wo die Versorgung mit Flüssigkeit von Bedeutung ist, wird **Natrium chloratum** als Steuerungsmittel innerhalb der Zelle, als Funktionsmittel benötigt. Wenn dieses Betriebsmittel fehlt, kann es über **Natrium chloratum Nr. 8** zugeführt werden, da es hier so zubereitet ist, dass die Zelle es direkt aufnehmen kann.

Zwei wichtige Eigenschaften seien hier noch genannt:
- **Natrium chloratum** wirkt hygroskopisch, das heißt, es zieht Wasser an und verbindet sich mit ihm.
- **Natrium chloratum** wirkt osmotisch, das heißt, es bewirkt eine Bewegung der Flüssigkeit. Für die Konstanthaltung des osmotischen Druckes und des Ionenmilieus ist auf der Ebene der Organe vor allem die Niere ausschlaggebend.

Ist der Mangel an **Natrium chloratum Nr. 8** besonders groß, besteht auch eine Ablehnung gegen das Trinken von Wasser. Der Organismus hat keine Betriebsstoffe für die zugeführte Flüssigkeit.

Der Harn

Die Nieren werden pro Tag von circa 1 000 Liter Blut durchströmt. Aus dieser großen Menge Flüssigkeit werden ungefähr 100 Liter als Primärharn abgetrennt. Dieses Filtrat wird nach einer mengenmäßigen Verringerung und qualitativen Umwandlung zum Endharn bereitet. Der Primärharn wird

> ### TIPP
>
> #### Wasser trinken
>
> Wenn jemand Mühe hat, Wasser zu trinken, empfehlen wir: Geben Sie in jedes Glas Wasser ein paar Tabletten **Nr. 8 Natrium chloratum**! Das Trinken wird dann keine Mühe mehr bereiten, denn es werden dem Organismus die Betriebsstoffe für das Wasser mitgeliefert, an denen er so großen Mangel hat.

nach dieser Bearbeitung zum größten Teil wieder in den Blutkreislauf zurückgeführt. Lediglich ein bis eineinhalb Liter Endharn (Sekundärharn) werden über die Blase und die Harnwege ausgeschieden. Damit die Niere aber den Harn über die Blase ausscheiden kann, ist die Anwesenheit von **Natrium chloratum Nr. 8** erforderlich.

Vor allem die Verbindung von Natrium und Chlorid, **Natrium chloratum**, ist dafür zuständig, dass Flüssigkeit überhaupt ausgeschieden werden kann. Jedes Wassermolekül wird an ein Natriumchlorid-Molekül gebunden und kann dann ausgeschieden werden. Darin liegt auch begründet, warum der Harn so mineralstoffreich ist.

Flüssigkeitszufuhr

Grundsätzlich sollte niemand mehr trinken, als der Durst, das natürliche Zeichen für Flüssigkeitsmangel, anzeigt. Eine absolute Regel lässt sich schon deshalb nicht aufstellen, weil ein Mensch mit 50 Kilogramm Gewicht sicher einen anderen Bedarf an Flüssigkeit hat als jemand mit 100 Kilogramm. Es sollte dem Organismus so viel Flüssigkeit zur Verfügung gestellt werden, wie er benötigt, vor allem in der angemessenen Zusammensetzung. Trinken Sie überwiegend reines Wasser, wenn möglich Quellwasser.

Bedenklich ist aber, dass es immer mehr Menschen gibt, die keinen Durst mehr haben. Das lässt folgenden Hintergrund vermuten: Der menschliche

---

TIPP

Erfolgsrezept

Voraussetzung für den Erfolg ist natürlich, dass während einer solchen Kur keine weiteren Schadstoffe zugeführt werden. Deshalb ist es wichtig, in dieser Zeit möglichst nicht zu rauchen, Kaffee zu meiden und keinen Alkohol zu trinken. Für ein dauerhaftes Abnehmen ist es notwendig, den Lebensstil zu ändern und vor allem die Leber zu entlasten.

Organismus braucht für die Regulierung und Steuerung des Flüssigkeitshaushaltes **Natrium chloratum Nr. 8**. Infolge der starken Belastung durch Gift- und Schadstoffe ist der Haushalt dieses Mineralstoffes sehr erschöpft. Wenn nun Menschen etwas trinken wollen, so ist das Getränk meist schon wieder so konzentriert, dass es der Organismus verdünnen müsste. Die meisten Getränke sind zu dicht mit Genuss- beziehungsweise Reizstoffen versetzt.

Es steht aber weder die Flüssigkeit zur Verdünnung der konzentrierten Flüssigkeiten noch der Betriebsstoff, das Funktionsmittel für die Flüssigkeit, zur Verfügung. So verzichtet der Organismus auf die Zufuhr von weiterer Flüssigkeit, indem er keinen Durst meldet. Aus diesem Grunde lässt sich der Hinweis aller naturheilkundlichen Experten verstehen, die das Trinken von reinem Wasser, von Leitungswasser, das Trinkwasserqualität hat, empfohlen haben. Am besten ist Quellwasser.

Auch für die Ausscheidung von Flüssigkeit benötigt der Organismus **Natrium chloratum Nr. 8**, weshalb im Harn eine starke Konzentration dieses Mineralstoffs festzustellen ist. Bei einem

größeren Mangel ist auch das Harnlassen beeinträchtigt. Erst nach längerer konsequenter Einnahme dieses Mineralstoffes stellt sich ein natürliches Durstgefühl wieder ein, wenn außerdem dem Körper wieder natürliches, unverfälschtes, nicht präpariertes Wasser zur Verfügung gestellt wird.

Flüssigkeitsräuber Kaffee

Ein sehr starker Räuber an Flüssigkeit ist Kaffee. Der Organismus braucht für die Menge Kaffee, die getrunken wird, mindestens noch einmal ungefähr die gleiche Menge Wasser, um ihn be- und verarbeiten zu können. Grundsätzlich ist hier zu den üblichen Genussgetränken anzumerken, dass sie in der Regel eine Belastung für den Organismus darstellen. Es werden Reiz- und Belastungsstoffe zugeführt, für deren Ausscheidung die zugeführte Menge an Flüssigkeit meist nicht reicht. Der Organismus ist immer wieder zu Reaktionen gezwungen. Nur beim reinen Wasser kann er sich abreagieren, kann er Belastungsstoffe verdünnen und ausscheiden.

Über das Teetrinken

Der Organismus braucht für jeden Wirkstoff, auch für den, der ihm über einen Tee zugeführt wird, eine bestimmte Menge Flüssigkeit. Wenn der Tee zu stark (konzentriert) zubereitet wird, bekommt der Organismus zu viele Wirkstoffe im Verhältnis zu der angebotenen Flüssigkeit. Dadurch kann der gesündeste Tee zu einer Belastung werden, weil es zu einer Überdosierung an Wirkstoffen kommt. Außerdem wird der Flüssigkeitshaushalt ununterbrochen belastet, weil der Organismus versucht, die starken Konzentrationen zu verdünnen. Der Organismus muss die wertvollen Wirkstoffe ausscheiden oder ablagern, was ihn belastet. Irgendwann muss die Deponie abgebaut werden! Aus dieser Sicht ist auch verständlich, dass ein Tee nur über eine bestimmte Zeitspanne getrunken werden sollte. Das ist aber nur dann der Fall, wenn er zu stark zubereitet wird.

Es gibt Teesorten, die nur kalt angesetzt, zwölf Stunden ziehen gelassen und dann erwärmt getrunken werden dürfen (Gerbstofftees). Tees aus Wurzeln oder Rinden müssen meist kurz aufgekocht werden. Man lässt sie ziehen und dann werden sie abgeseiht. Tees aus Blüten oder Blättern werden mit kochendem Wasser überbrüht, ziehen gelassen und dann abgeseiht. Beim Kauf eines Tees sollte man immer fragen, wie er zubereitet werden muss!

Außerdem haben wir ein wunderbares Signal unseres Körpers, das uns hilft, mit diesem Problem zurechtzukommen: Alles, was unangenehm schmeckt, ist zu stark zubereitet und muss verdünnt werden. Ansonsten werden die wertvollsten Stoffe, wenn sie zu stark konzentriert sind, zur Belastung, wenn nicht sogar zu einem Gift.

Als Grundregel mag für die Zubereitung von Tee gelten, dass ein viertel Teelöffel

TIPP

Wassertreibende Tees

Bei eingeschränkter Herz- und Nierentätigkeit mit damit verbundenen Stauungen und Wasseransammlungen ist die Verwendung von Diuretika (wassertreibenden Tees) nicht angezeigt. Während Schwangerschaft und Stillzeit soll ebenfalls kein Reinigungs- und Entschlackungstee angewendet werden.

Teemischung leicht ausreicht für einen Liter Wasser. Für manche Menschen ist auch das noch zu stark, sodass zwei Liter Wasser als noch angenehmer empfunden werden. Tee sollte niemals mit Honig oder Zucker gesüßt, sondern ganz einfach so belassen werden, wie man ihn zubereitet hat.

Ein spezieller Reinigungs- und Entschlackungstee

In vielen Jahren der Erfahrung hat es sich bewährt, neben dem Einsatz der Mineralstoffe auch eine Kombination von bewährten Kräutern zur Unterstützung des Stoffwechsels einzusetzen. Dabei werden vor allem die beiden hauptsächlichen Ausscheidungswege gestützt, nämlich über die Niere bei den Säuren und Säureabbaustoffen und über die Leber, was die Schadstoffe betrifft. Die einzelnen Heilkräuter der

Teemischung (siehe Anhang S. 139) werden im Folgenden beschrieben.

Brennnesselkraut

Die Brennnessel wird in der Volksheilkunde wegen ihrer Wirkung gern als Frühjahrs-Stoffwechselförderer eingesetzt. Sie zählt zu den intensiv untersuchten Arzneipflanzen. Als hoch wirksame Arzneipflanze ist sie beliebter

und bewährter Bestandteil von Teemischungen, die bei Rheuma und Gicht sowie bei Galle- und Leberbeschwerden eingesetzt werden. Sie wirkt außerdem entzündungshemmend.

Brennnessel fördert die Harnausscheidung und damit von Harnstoff. Als harntreibendes Mittel wird sie eingesetzt zur Durchspülung, bei entzündlichen Erkrankungen der ableitenden Harnwege und bei Nierengrieß.

Birkenblätter

Vor allem bei entzündeten Harnwegen hat dieser Tee eine günstige Wirkung, auch bei der Unterstützung von Therapien bei Blasen- und Nierenbeckenkatarrh. Durch die geringe Dosierung sind keine belastenden Nebenwirkungen zu erwarten.

Da Birkenblätter die Harnwege unterstützen und stärken, sind sie für unsere Zusammenstellung sehr willkommen. Durch den Abbau all der belastenden Stoffe aus dem Körper kommt es zu starken Konzentrationen im Harn, die unter Umständen die abführenden Harnwege angreifen könnten. Allzu oft gibt es bei Menschen, die eine Entlastung ihres Körpers von Schadstoffen und Säuren verstärkt durchführen, Reizungen und unangenehme Schmerzen. Das verhindern wir mit dieser Arzneipflanze.

Echte Goldrute

Echtes Goldrutenkraut wirkt entzündungshemmend und schmerzstillend auf die Harnwege. Es fördert die Harnausscheidung und wird zur Behandlung von Erkrankungen der ableitenden Harnwege verwendet. In der Volksheilkunde wird dieses Kraut bei Rheuma, Gicht, Arthritis, Leberstörungen, Ekzemen und anderen Hauterkrankungen angewendet.

Löwenzahn

Er wird als entgiftendes und harntreibendes Mittel eingesetzt. Im Gegensatz zu anderen harntreibenden Mitteln kommt es beim Einsatz der Blätter nicht zur Ausschwemmung von Kalium, da diese selbst Kalium in hohen Dosen enthalten. Die Pflanze wird auch bei Magen-Darm-Beschwerden, Appetitlosigkeit und bei Leber- und Gallenleiden verwendet.

Löwenzahn regt Leber und Galle zu erhöhter Aktivität an. Dadurch hat diese Heilpflanze einen Einfluss auf das Bindegewebe, indem es besser durchblutet wird. Löwenzahn befähigt mit seinen Wirkstoffen den Organismus, vermehrt alte Schlacken auszuscheiden. Dieser Tee wird bei Frühjahrs- und Herbstkuren häufig angewendet. Nach einer solchen Kur fühlen sich sogar geschwächte Menschen gestärkt, weil sie von vielen belastenden Schadstoffen befreit wurden.

Da Löwenzahn auch auf das Bindegewebe einwirkt, können gestaute Säurebelastungen abgebaut werden. Deshalb wird er auch bei rheumatischen Belastungen zur Anwendung gebracht. Die Häufigkeit sowie die Heftigkeit der Schmerzen sind nach einer Kur mit Löwenzahn spürbar verringert.

Schafgarbe

Die Heilpflanze wird bei Grippe, Fieber, Heuschnupfen, Allergien und Verletzungen angewendet. Aber auch bei Magen-, Darm- und Gallenleiden, Menstruationsbeschwerden und Kreislaufstörungen wird die Schafgarbe eingesetzt. Sie hat außerdem die Eigenschaft, äußere und innere Blutungen zu stillen, beispielsweise in Lunge, Darm, Nase, Uterus und Niere.

Innerlich werden Schafgarbenzubereitungen bei Appetitlosigkeit und leich-

---

WISSEN

Über die Wirkung von Reizen

In diesem Zusammenhang sei nochmals auf das Arndt-Schulze-Reizgesetz verwiesen: Leichte Reize fachen die Lebenskraft an, mittlere Reize stärken die Lebenskraft, starke Reize schwächen die Lebenskraft, und stärkste Reize lähmen die Lebenskraft.

Überall, wo dieses Reizgesetz missachtet wird, kommen Therapeuten, Masseure, Gesundheitsberater oder einfach jeder, der andere begleiten möchte, zu keinem, vor allem zu keinem beständigen Erfolg. Alles, was zu stark ist, stellt für den Organismus eine Belastung dar. Die Fortschritte in der Therapie können dann keine so große Entlastung darstellen, dass sie die Nachteile der zu starken Reize aufwiegen könnten.

ten, krampfartigen Beschwerden der Verdauungsorgane (Entzündungen, Durchfälle, Krämpfe) angewandt. Der hohe Gehalt an Kalium regt in Verbindung mit den anderen enthaltenen Wirkstoffen die Tätigkeit der Nieren an. Dadurch ist die Schafgarbe für Frühjahrs- und Herbstkuren geeignet und findet deshalb oft Berücksichtigung in entsprechenden Teemischungen.

Wegen ihrer hervorragenden Eigenschaften wurde die Schafgarbe ebenfalls Bestandteil unserer Stoffwechselteemischung. Sie fördert die Ausscheidungswege über Niere und Leber.

Zur Reinigung beziehungsweise Entschlackung noch Folgendes: Es geht nicht nur um eine Blutreinigung, sondern auch um eine Reinigung der Lymphe, der Gewebsflüssigkeit und ganz besonders der Zellen!

Zubereitung des Reinigungs- und Entschlackungstees

Am besten wird eine Prise, circa ein Viertel Kaffeelöffel, mit ein bis eineinhalb Liter heißem Wasser überbrüht und fünf bis acht Minuten stehen gelassen. Dann abseihen und mehrere Tassen pro Tag schluckweise trinken. Sehr sensible Menschen können die Wassermenge bei gleichbleibender Teemischung ohne weiteres auf zwei Liter ausdehnen.

Es besteht überhaupt kein Anlass zur Sorge, dass dann dieser Tee keinen Geschmack mehr haben könnte. Er ist wohlschmeckend und hat wegen der geringen Dosierung eine wohltuende und vor allem nachhaltige Wirkung.

Baustein Nummer 4: Ernährungsumstellung

Eine gut gewählte Ernährung ist ein großer Gewinn für die Gesundheit.

Eine gute Möglichkeit, Ihre Nahrung umzustellen, erfahren Sie im angeschlossenen Rezeptteil (siehe »Ihr persönlicher Ernährungsplan«, ab S. 88).

Zu Beginn nur einige wenige grundlegende Überlegungen zur Bedeutung von bestimmten Nahrungsmitteln für die menschliche Verdauung.

Die Bedeutung der Frischkost

Obst, Gemüse und Salate sind vor allem Mineralstofflieferanten und Vermittler eines Energiepotenzials, sofern es Lebensmittel sind, die noch nicht zerkocht wurden. Ungekochtes Gemüse ist für den Organismus wesentlich wertvoller. Es vermeidet auf diese Weise die sogenannte »Verdauungsleukozytose«.

Dr. Kuschakoff hat als Erster entdeckt, dass diese Reaktion bei Frischkost nicht eintritt, sondern nur bei erhitzter, denaturierter Nahrung. Anscheinend setzt die Natur voraus, dass ein wesentlicher Teil der täglichen Nahrung unerhitzt ist und zu Beginn des Essens zugeführt wird. Ist das nicht der Fall, muss die Notregulation der Verdauungsleukozytose ständig benutzt werden; sie wird also missbraucht. Die zu oft in die Darmwandungen geschickten weißen Blutkörperchen fehlen aber anderswo bei der Abwehr von Krankheiten.

Es ist möglich, dass die Verdauungsleukozytose hauptsächlich mit dem Verzehr von gekochtem, gebratenem oder gegrilltem tierischen Eiweiß in Beziehung steht – und nicht mit dem Kochen von Nahrungsmitteln überhaupt.

WISSEN

Verdauungsleukozytose

Unter der Verdauungsleukozytose versteht man eine Mobilisierung von weißen Blutkörperchen (Leukozyten), die, von den Geschmacksnerven ausgelöst, jedes Mal erfolgt, wenn wir etwas Gekochtes zu essen beginnen. Die Darmwand wird mit Leukozyten, also mit »Abwehrtruppen«, besetzt (die weißen Blutkörperchen sind unsere Giftpolizei), als gelte es, eine Vergiftung oder Infektion aus dem Darm abzuwehren. So stellt sich nach dem Essen eine Müdigkeit ein, die einen Mittagsschlaf oder Verdauungsschlaf zur Folge hat.

»Saure Nahrung« – bleibt sauer und macht sauer

In vielen Ernährungsbüchern wird zwischen der sauren, neutralen und basischen Nahrung unterschieden. Das ist jedoch nicht zielführend, wie sich aus vielen Erfahrungen bestätigt. Wir müssen daher eine andere Einteilung wählen, die auf die Problematik belasteter Menschen eingeht.

Es besteht ein gewaltiger Unterschied zwischen den Reaktionen eines gesunden und eines belasteten Körpers auf bestimmte Nahrungsmittel. Deshalb ist es notwendig, folgende grundlegende Unterscheidung zu treffen:

- saure Speisen
- säurebildende Speisen
- basenbildende beziehungsweise basische Speisen

Man sollte meinen, dass die Lebensmittel aufgrund ihrer Wirkung auf den pH-Wert des Urins direkt in säure- und basenbildende Produkte eingeteilt werden können. Leider ist dies nicht der Fall. Bei manchen Menschen treten nach dem Verzehr von sauren Speisen gleichzeitig basische pH-Werte im Urin und parallel dazu Symptome der Übersäuerung auf – das genaue Gegenteil des theoretischen Normalfalls, nach dem ein basischer Urin auf einen basischen Organismus und ein saurer auf einen übersäuerten Organismus schließen lässt. Der Widerspruch ist darauf zurückzuführen, dass ein gestörter Säurestoffwechsel diese Säuren anders umwandelt als ein gesunder.

Wer an Beschwerden der Übersäuerung und Demineralisation leidet, darf sich nicht damit begnügen, den Zusammenhang zwischen Ernährung und Gesundheit erkannt zu haben. Er muss auch unterscheiden können zwischen Speisen, die zum Säuregehalt, und solchen, die zum Basengehalt des Milieus beitragen:

— Nimmt eine Person mit einem intakten Säurestoffwechsel ein stark säurehaltiges Nahrungsmittel wie eine Frucht oder Zitronensaft zu sich, werden die Säuren umgebaut und die basischen Mineralstoffe der Frucht freigesetzt. Die Frucht oder der Zitronensaft wirkt sich in diesem Fall positiv aus und führt zur Bildung von Basen.
— Bei Personen mit einem gestörten Säurestoffwechsel hingegen werden die Säuren derselben Früchte weder oxidiert noch umgewandelt. Sie bleiben als Säuren im Organismus beste-

hen. Die im Urin auftretenden Basen stammen somit nicht von den Früchten, sondern wurden zur Aufrechterhaltung des normalen pH-Wertes dem eigenen Körpergewebe entnommen. Auch dieser Vorgang führt zu einem basischen Urin, doch bewirken die Früchte hier auf Kosten des Organismus eine Verarmung an Mineralstoffen.

In der Biochemie nach Dr. Schüßler wird das folgendermaßen verstanden: Für die Säuren wurden Mineralstoffe aus dem Mikrobereich verwendet, wodurch Mineralstoffe aus dem Makrobereich ihren Halt beziehungsweise ihre Steuerung verloren und ausgeschieden werden müssen. All das geschieht jedoch um den Preis der Absenkung der Mineralstoffspeicher und des gesamten Mineralstoffniveaus im Körper. Unser Interesse gilt nun in erster Linie einer Zusammenstellung, die auf Menschen mit einem gestörten Säurestoffwechsel abgestimmt ist. Sie sind auf diese Information angewiesen, um ihre Gesundheit positiv beeinflussen zu können.

Die angegebenen, als »säurebildend« oder »basenbildend« bezeichneten Speisen zeigen diese Wirkung in jedem Organismus. Die als »sauer« eingestuften Lebensmittel hingegen führen nur in einem Organismus mit einem gestörten, belasteten Säurestoffwechsel zu einer vermehrten Säureproduktion, weil die Lebensmittel selbst zahlreiche Säuren enthalten. Bei gesunden Personen ist ihre Wirkung genau umgekehrt: Sie führen dem Körper Basen und Mineralstoffe zu.

Säurebildende Speisen

Säurebildende Speisen enthalten ursprünglich keine Säure, produzieren jedoch im Verlauf des Verdauungsprozesses und bei ihrer Aufnahme und Weiterverwendung durch die Zellen saure Verbindungen. Bei den säurebildenden Speisen handelt es sich um Grundnahrungsmittel. Wir können sie deshalb nicht einfach beiseite lassen mit der Begründung, dass sie unser Milieu übersäuern. Die Lösung besteht darin, ihren Konsum einzuschränken. Denn wenn auch bei einer beschränkten Einnahme dieser Lebensmittel eine leichte Säurezufuhr normal und unvermeidlich ist, so kann diese Zufuhr doch bei einem erhöhten Konsum beachtliche Ausmaße annehmen.

Saure Speisen

Saure Speisen wirken säure- oder basenbildend, je nachdem, wie der Stoffwechsel der betreffenden Person funktioniert. Empfindliche Menschen müssen mit dieser Produkt-Kategorie besonders sorgsam umgehen, da sie bei ihnen stets zur Säurebildung führt. Der weitgehende oder vollständige Verzicht auf saure Speisen ist deshalb nicht nur notwendig, sondern auch durchführbar.

WISSEN

Saure Speisen

- Mehrere Stunden alte Molke (Joghurt, Sauermilch, Kefir, schlecht abgetropfter Weißkäse)
- unreife Früchte
- saure Früchte wie Beeren (Stachel-, Johannis-, Himbeeren)
- Zitrusfrüchte wie Zitronen, Mandarinen, Grapefruits, Orangen
- bestimmte Sorten Äpfel (Glockenäpfel), Kirschen (Weichselkirschen), Zwetschgen, Aprikosen
- ein Übermaß an süßen Früchten
- saures Gemüse wie Tomaten, Rhabarber, Sauerampfer, Kresse
- Sauerkraut
- Fruchtsäfte (vor allem Zitronensaft, auch in der Salatsoße!)
- industriell hergestellte gesüßte Getränke wie Limonaden und Getränke auf Colabasis
- Honig
- Essig

Basenbildende Speisen

- Kartoffeln
- grünes Gemüse, gekocht und roh (Blattsalat, Lattich, grüne Bohnen, Kohl)
- Gemüse wie Karotten, Randen (Rote Bete, rote Rüben), Fenchel, Sellerie, Kürbis, Zucchini (ausgenommen Tomaten)
- Milch, Milchpulver, gut abgetropfter Quark, Rahm (Sahne)
- frische Molke
- aus frischer Molke hergestelltes Molkenpulver
- Bananen, Melone, Birnen (auf die Menge achten)
- Mandeln, Paranuss
- Kastanie
- Dörrfrüchte in kleinen Mengen (ausgenommen Aprikosen)
- basisches Mineralwasser
- Getränke auf der Basis von Mandeln

Säurebildende Speisen

- Fleisch, Geflügel, Wurstwaren, Fleischextrakt, Fisch
- Eier
- Käse
- Milchprodukte mit einem hohen Molkeanteil wie Joghurt, Sauermilch, Weißkäse, Kefir
- tierisches Fett (gesättigte Fettsäuren)
- Erdnussöl sowie gehärtete oder raffinierte pflanzliche Öle
- Getreide, auch Vollkorngetreide wie Weizen, Hafer, vor allem Hirse
- Brot, Teigwaren, Flocken und andere Nahrungsmittel auf Getreidebasis
- Hülsenfrüchte wie Sojabohnen, weiße Bohnen, Saubohnen
- raffinierter weißer Zucker
- Süßigkeiten wie Sirup, Konfekt, Schokolade, Bonbons, Konfitüre, kandierte Früchte
- Ölfrüchte wie Erdnuss, Walnuss, Haselnuss (ausgenommen Mandeln)
- Kaffee, Tee, Kakao, Alkohol

Basische oder basenbildende Speisen

Diese Nahrungsmittel sind reich an Basen und enthalten nur wenig oder gar keine Säure. Sie produzieren auch bei der Umwandlung und Weiterverwendung durch den Körper keine Säuren. Sie bilden in jedem Milieu Basen, unabhängig davon, ob sie in großen oder kleinen Mengen genossen werden. Personen, die unter Übersäuerung leiden, müssen sich vor allem an diese Kategorie von Nahrungsmitteln halten. Natürlich umfasst ihre Kost auch die für den Körper notwendigen, aber mit großer Sorgfalt zu dosierenden Mengen an säurebildenden Speisen.

Die basische Gemüsebrühe

Vielfach wird, um den Säure-Basen-Haushalt günstig zu beeinflussen, empfohlen, eine basische Gemüsebrühe zu sich zu nehmen. Wir empfehlen Ihnen das folgende, in der Praxis bewährte Rezept:

250 g Kartoffeln, klein geschnitten und mit Schale

100 g Gemüse, entsprechend der Jahreszeit (Petersilienwurzel, Sellerieknollen, Karotten, Liebstöckel, Krautblätter, Fenchel, Löwenzahn, Brennnessel)

Gewürze nach Geschmack (Lorbeerblätter, Gewürznelken, Wacholderbeeren, Muskatnuss, Majoran, Kümmel, Zwiebel, Knoblauch)

1 l Wasser

Die Menge lässt sich beliebig variieren. Nehmen Sie einfach mehr oder weniger der angegebenen Mengen.

- Die Gemüsezutaten werden gut gereinigt mit Wasser in einem Topf aufgesetzt. Nachdem das Gemüse 10 Minuten gekocht hat, wird es abgeseiht.
- Das ausgekochte, ausgelaugte Gemüse hat keine Mineralstoffe mehr und ist für den Organismus ein Säurespender, deshalb wird es nicht mehr verwendet.
- Die Gemüsebrühe wird langsam, eventuell eine Tasse auf nüchternen Magen, getrunken.

Da sie sehr intensiv ist, kann auch schon eine Tasse am Tag genügen. Man muss bei Verwendung der Basenbrühe auf die eigenen Wahrnehmungen achten und sollte sich von diesen leiten lassen. Es wäre schade, wenn eine Ablehnung entstünde, weil zu viel davon eingenommen wurde. Zur Aufbewahrung wird die Gemüsebrühe in den Kühlschrank gestellt.

Tipp

Die Gemüsebrühe kann auch zur Geschmacksverbesserung von Speisen verwendet werden. Wenn Sie Gemüse kochen, verwenden Sie das Gemüsewasser für die weiteren Speisen, denn darin sind die für den Organismus wertvollen Mineralstoffe enthalten.

Baustein Nummer 5: Bewegung

Mehr Bewegung ist einfach notwendig.

Bei der körperlichen Betätigung sollte im Falle der gesundheitlichen Vorsorge beachtet werden, dass jede Betätigung der Muskeln Milchsäure erzeugt. Diese belastet, weshalb es für die sportliche Betätigung einige Regeln zu berücksichtigen gilt:

- Bewegen Sie sich nur so schnell, dass Sie nicht außer Atem kommen. Sie sollten sich daneben noch ohne Probleme mit Ihrem »Mitstreiter« unterhalten können.
- Der Pulsschlag sollte nicht zu hoch gesteigert werden, außer in kurzen Intervallen. Diese fördern die Elastizität der Gefäße. Es gibt eine Faustregel: Pulsfrequenz 180 minus Lebensalter – sie sollte bei Dauerleistungen nicht wesentlich überschritten werden.
- Regelmäßige körperliche Betätigung ist erstrebenswerter als extreme körperliche Belastungen.
- Suchen Sie sich Ihre Art aus, sich körperlich zu betätigen. Aber es sollte auf jeden Fall in der freien Natur möglich sein.
- Bevorzugen Sie bitte Sportarten, die den gesamten Körper beanspruchen, wie Schwimmen, Rudern oder Langlaufen. Allzu einseitige Sportarten fördern eine einseitige Belastung, die unter Umständen zu körperlichen Problemen führt.

Durch eine tiefe Atmung mit reichlicher Sauerstoffzufuhr wird auch über die Atmung Säure ausgeschieden. Dieser Punkt hat für unser Programm eine nicht zu unterschätzende Bedeutung.

Die Bewegung in der Sonne, wobei die pralle Sonne eher gemieden werden sollte, hat auch auf den Vitaminhaushalt einen bedeutenden Einfluss. Bildet sich doch Vitamin E überhaupt erst durch die Sonneneinstrahlung.

Baustein Nummer 6: Einlauf

Schadstoffe werden über den Darm ausgeleitet. Ein Einlauf hilft dabei.

Vor allem im Mastdarm und im Dickdarm und hier im letzten Drittel liegen sehr viele belastende Schadstoffe an den Darmwänden. Sie beeinträchtigen nachhaltig die Gesundheit und sind im Krankheitsfall sogar erschwerend wirksam. Ein Einlauf wirkt fiebersenkend, und das hat sicher auch mit der Entlastung von jenen Schadstoffen zu tun, die längst ausgeschieden sein sollten. Es muss gewährleistet sein, dass keine Blinddarmreizung oder Entzündung vorliegt!

Der Einlauf ist besonders hilfreich, wenn es zu unangenehmen Gasentwicklungen kommt. Sie sind ein Hinweis darauf, dass der Körper nicht ausreichend entschlackt beziehungsweise ausscheidet und diese Stoffe zu gären beginnen, also in chemische Prozesse geraten, die Gase zur Folge haben.

Zur Reinigung, vor allem bei Fastenkuren, ist folgende Mineralstoffkombination empfehlenswert:

Mineralstoffkombination bei Fastenkuren

Mineralstoff	Aufgabe
Calcium fluoratum Nr. 1	Elastizität der Darmwände
Ferrum phosphoricum Nr. 3	Aktivierung der Darmzotten und Durchblutungsförderung
Kalium chloratum Nr. 4	Arbeit der Drüsen und Entgiftung
Kalium phosphoricum Nr. 5	Desinfektion
Kalium sulfuricum Nr. 6	Bindung der alten Schlacken
Magnesium phosphoricum Nr. 7	Unterstützung der Darmperistaltik
Natrium chloratum Nr. 8	Flüssigkeitsregulierung und Entgiftung, Schleimhaut
Natrium sulfuricum Nr. 10	Entschlackung

Von jedem Mineralstoff werden jeweils fünf bis sieben Tabletten, von der Nummer 10 aber 20 Stück, aufgelöst und zur Flüssigkeit, die für den Einlauf verwendet wird, dazugegeben. Das Wasser sollte abgekocht sein.

Baustein Nummer 7: Bittersalz

Den Darm mit einem Passagesalz zu reinigen, unterstützt die Entschlackung des Körpers.

Der Einlauf erreicht bei weitem nicht alle Bereiche, die gereinigt gehören. Deshalb ist die Darmreinigung mithilfe des Bitter- oder Glaubersalzes eine wichtige Ergänzung im Zuge einer gesamtheitlichen Reinigung des Körpers von allen belastenden Stoffen. Wasser selbst ist nicht dazu geeignet, den Darm so weit zu reizen, dass er sich entleert. Es wird vom Körper schnell aufgenommen.

Bei der Darmreinigung werden Mittel eingesetzt, die der Körper schwer aufnehmen kann. Außerdem veranlassen sie den Organismus, den osmotischen Druck auszugleichen, der durch die eingenommenen Mittel wie Bitter- oder Glaubersalz entsteht. Da der Darminhalt durch die eingenommenen Mittel sehr basisch wird, werden Säuren in den Darm hinein ausgeschieden. Damit die Konzentration sinkt, wird Wasser in den Darm geleitet. Beides verursacht dann eine rasche Entleerung des Darms. Der Wirkungseintritt hängt von der Menge und der Konzentration der Salzlösung ab.

Die Darmwände sind von Verdauungsschlacken meistens sehr verklebt. Sie sind manchmal sogar steinhart. Dieser Zustand bedarf einer Darmspülung, was nur von dafür ausgebildeten Fachkräften durchgeführt werden darf. Meistens genügt es aber, den Dickdarm durch Einläufe zu reinigen.

Die Bausteine 6 und 7 sind nicht unbedingt erforderlich, wurden aber der Vollständigkeit halber angeführt, vor allem für jene, die das Problem Übergewicht mit großem Eifer und sehr konsequent angehen wollen.

ANWENDUNG
Darmreinigung
Ein Esslöffel Bitter- oder Glaubersalz auf einen drittel Liter Wasser reicht aus, dass es zu einer relativ raschen Entleerung des gesamten Darminhaltes kommt. Das Glas wird zügig geleert.

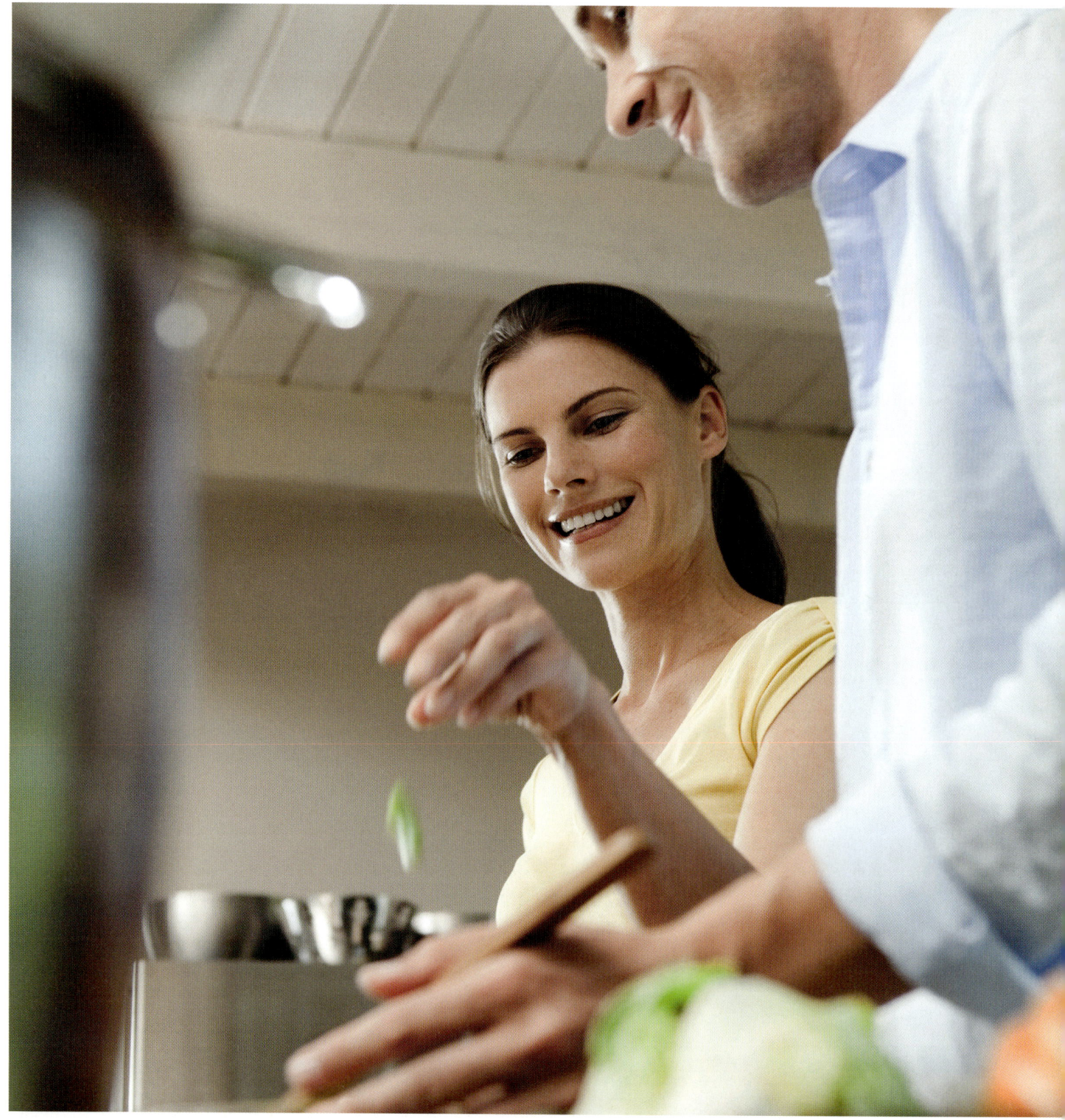

Ihr persönlicher Ernährungsplan

Hier finden Sie grundlegende Hinweise für eine gesunde Ernährung und detaillierte Tagespläne für Ihr 4-Wochen-Abnehmprogramm. Die leckeren Rezepte sind abwechslungsreich, leicht nachzukochen und schmecken auch der Familie oder Gästen.

Sanft und genussvoll entschlacken

Schmackhaft essen ohne viel Aufwand und trotzdem abnehmen. Hier wird gezeigt, wie's geht.

Für viele Menschen, die abnehmen wollen, ist es oft wie ein Spießrutenlauf durch die verschiedenen Diäten, bis sie, entnervt und gestresst von ungewohnter Küche, wieder aufgeben und zu ihren alten Ernährungsgewohnheiten zurückkehren. Als Mutter von drei Kindern weiß ich, dass heute schnelle und schmackhafte Speisen gefragt sind, denn die meist doppelt belastete Frau muss Familie und Beruf unter einen Hut bringen; Familienmanagement ist gefragt. Da kann nicht für eine Person Diät gekocht werden. Eine grundsätzlich gesunde Ernährung ist auch für das Aufwachsen der Kinder

sehr wichtig. Gesunde Ernährung bedeutet langfristig, dass das Gewicht selbstverständlich auf einem guten Niveau gehalten wird. Sie ist aber vor allem eine effiziente und dadurch im Endeffekt auch kostengünstige Gesundheitsvorsorge.

Gesund essen ist also eine Lebenseinstellung. Hier finden Sie Rezepte, die Sie ganz leicht kochen können, die gut schmecken und für die ganze Familie gekocht werden können. Bedenken Sie, dass wir alle auch mit den Augen essen. Bitte nehmen Sie sich die Zeit, die Speisen appetitlich auf den Tellern anzu-

richten, besonders Kinder brauchen das! Ein weiterer Punkt ist, dass Sie ihrer Familie erklären, dass hinuntergeschlungenes Essen die Verdauung belastet. Aber vor allem tritt das Sättigungsgefühl nicht so schnell ein. Dadurch wird zu viel gegessen.

TIPP

Der Magen braucht ungefähr 15 Minuten, bis er ein Sättigungsgefühl melden kann und es sich auch einstellt. Deshalb: langsam essen!

Gut gekaut ist halb verdaut

Gut gekautes Essen ist halb verdaut. Wir lernen den Geschmack der einzelnen Speisen wieder schätzen. So werden auch unsere Geschmacksnerven geschult. Wir brauchen keine Geschmacksverstärker mehr und das Überwürzen wird überflüssig. Das heißt: Sparen Sie beim Salz, verwenden Sie lieber viele verschiedene frische Kräuter. Feines Würzen konzertiert mit dem Geschmack der Speise und rundet das Erlebnis Essen ab.

Es ist wichtig zu bedenken, dass der Mensch Eiweiß braucht. Vor allem pflanzliches Eiweiß ist sehr bekömmlich. Der Körper schließt es nicht so leicht auf wie tierisches Eiweiß, das heißt, er kann auch kaum ein Zuviel an Eiweiß bekommen. Bei tierischem Eiweiß ist Fisch die ernährungsphysiologisch wertvollste Quelle. Getreide und Gemüse gegart sowie rohes Gemüse, Salate und Obst sind ein Jungbrunnen für Ihren Körper. Kochen Sie

TIPP

Öle

Öle mit einem hohen Anteil an ungesättigten Fettsäuren wie z. B. Olivenöl, sind besonders wertvoll, diese dürfen aber nicht hoch erhitzt werden! Also kein Braten oder Backen mit diesen Ölen! Sie werden bei den Rezepten Tipps finden, was Sie für Ihren täglichen Essensplan noch dazukombinieren können.

möglichst mit wenig Fett, vor allem nicht rösten.

Beachten Sie das Sättigungsgefühl und übergehen Sie es nicht! Die Essensmengen werden dadurch immer mehr eingeschränkt und auf gesunde Mengen reduziert.

Bevor Sie mit dem Ernährungsplan beginnen, der Ihre Abnehm- und Entschlackungskur unterstützt, sollten die Schritte geklärt sein, um die es jetzt geht:

- Neutralisierung, Abbau und Ausscheidung der im Körper in Lösung befindlichen Schlacken und Säuren.
- Im zweiten Schritt werden die Deponien in Angriff genommen: Die abgelagerten beziehungsweise in die Zellen eingelagerten Abbauprodukte, Schadstoffe und Salze – das sind die chemisch gebundenen Säuren – werden in Lösung gebracht. Achten Sie auf einen behutsamen Umgang mit einem stark belasteten Organismus. Es ist nur ein langsamer Abbau der belastenden Stoffe möglich und ratsam.
- Alle Möglichkeiten der Ausscheidung von belastenden Schadstoffen werden in Anspruch genommen, um die in Bewegung gekommenen Stoffe aus

WISSEN

Die Bedeutung der Darmreinigung gegen Schlackenstau

Darmträgheit ist beim Abnehmen oft ein Problem, denn der Körper muss sich erst auf die geringeren Mengen einstellen. Die Folge ist Verstopfung. Dadurch ist aber auch die Ausscheidung der Schadstoffe aus dem Dickdarm nicht mehr möglich. Diese frei werdenden Schadstoffe belasten den Organismus. Es kommt zu Kopfschmerzen, Katergefühl, Magendruck und Blähungen. Schnelle Abhilfe schafft hier das Trinken einer Bittersalzlösung oder ein Einlauf (siehe Seite 84 und 85). Zur vorsorglichen Vermeidung eines Schlackenstaus sollten Sie besonders in den ersten drei bis fünf Tagen Ihres Abnehmprogramms oder Ihrer Entschlackungskur eine Darmreinigung durchführen. Später, wenn nötig, immer mal wieder.

dem Körper zu entfernen. Es muss auf jeden Fall vermieden werden, dass der Organismus diese Schadstoffe mangels Betriebsstoffen oder anderer geeigneter Maßnahmen wieder im Körper einlagert.

- Besonders erschwerend wirkt beim Ausscheiden von Schadstoffen die Zufuhr von tierischem Eiweiß, besonders in Form von Fleisch, weshalb es so weit wie möglich gemieden werden sollte, vor allem in der ersten Woche! Auch später sollte Fleisch möglichst selten auf dem Speiseplan stehen. Wegen des potenziellen Anteils an Purinen, Hormonen und Arzneimittelabbauprodukten

beim Schwein und Rind beziehungsweise einer Schwermetallbelastung bei Fischen ist auf die Herkunft zu achten.

- Entlastung der Leber

Zum Entschlacken und Abnehmen empfiehlt es sich grundsätzlich, reines Trinkwasser zu trinken, auch zum Essen. Bevorzugen Sie reines Wasser vor allem deshalb, weil so die Schadstoffe besser ausgeschieden werden können. Zwischen den Mahlzeiten ist das Trinken des Stoffwechseltees empfehlenswert.

Die Rezepte

Wir haben hier eine Vielzahl von Rezepten für Frühstück, warme Hauptmahlzeit und kalte/warme kleinere Gerichte für Sie zusammengestellt.

Für die erste Woche wurde darauf geachtet, möglichst viele bekömmliche Speisen zusammenzustellen, leichte Kost am Morgen und leicht verdauliche, basische Suppen am Abend. Nach den ersten Wochen können Sie die Speisen ja nach Geschmack zusammenstellen und varriieren. Sie finden leicht verdauliche und bekömmliche Getreidesorten wie Dinkel, Buchweizen und Reis in Ihrem Ernährungsplan. Grundsätzlich können Sie Weizen in allen Zubereitungen durch Dinkel ersetzen, wenn Sie Weizen nicht so gut vertragen. Ich wünsche Ihnen, dass Sie erkennen, wie köstlich und schmackhaft Vollwertspeisen sein können. Natürlich gäbe es noch viele andere Rezepte, besonders, wenn ich an die verschiedenen Sorten Brötchen, Kuchen, Torten und Süßspeisen denke. Eines will ich noch besonders hervorheben: Es sind dies alles Rezepte für die ganze Familie und keine Abnehmdiät. Diese Speisen belasten den Körper aber nicht, sodass eine Entschlackung mit den Mineralstoffen nach Dr. Schüßler nicht gestört wird. Die Suppen am Abend unterstützen eher noch das Ausscheiden der Schadstoffe, besonders über die Harnwege. Die Rezepte sind fettarm gehalten. Sie sollten sich unbedingt an das Anrösten ohne Fett gewöhnen und überhaupt auch bei den anderen Rezepten stets so wenig Fett wie möglich einsetzen.

Bedenken Sie, dass Vollwertküche einen guten Verdauungswiderstand hat und die Sättigung daher lange anhält. Um dieses Sättigungsgefühl mit kleinen Mengen an Essen zu erreichen, ist es unbedingt notwendig, jeden Bissen langsam, etwa 20-mal, zu kauen. Für Ihre Portion sollten Sie 20 bis 25 Minuten Zeit in Anspruch nehmen, erst dann signalisiert Ihr Magen Sättigung. Versuchen Sie, Ihre Portionen schrittweise zu verringern, bis Sie ungefähr mit der Hälfte Ihrer Ursprungsmenge auskommen.

Dauerhaftes Abnehmen gelingt nur, wenn Sie eine konzertierte Umstellung Ihrer Lebensumstände, wie in diesem Buch beschrieben, durchführen. Dazu gehört natürlich auch eine gute Portion Wille und in weiterer Folge das entsprechende Handeln.

WISSEN

Verwendete Abkürzungen

Alle im Folgenden aufgeführten Rezepte sind für vier Personen gedacht.

g = Gramm
kg = Kilogramm
l = Liter
cm = Zentimeter
TL = Teelöffel
EL = Esslöffel

Einige weniger bekannte Zutaten:

- Tamari ist eine Sojasoße und schmeckt ähnlich wie Maggi
- Gemüse-Hefe-Brühen sind Gemüsebrühen, denen Hefeextrakt zugefügt wird. Sie erhalten sie im Reformhaus.
- Statt Gemüse-Hefe-Brühe können Sie auch Gemüsebrühe oder Vitam verwenden, jedoch ist die selbsthergestellte »Basische Gemüsebrühe« (S. 82) zu bevorzugen.
- Birnex ist Birnendicksaft. Sie können auch andere Dicksäfte verwenden.

Wochenplan für die 1. Woche

Es bleibt einem jeden noch immer so viel Kraft, das auszuführen, wovon er überzeugt ist.
Johann Wolfgang v. Goethe

	Montag	Dienstag	Mittwoch	Donnerstag	Freitag	Samstag	Sonntag
vor dem Frühstück	S	S	S	S	S	S	S
Frühstück	Dinkelfladen und Tee*, S. 98	Dinkelfladen und Tee*, S. 98	Dinkelfladen und Tee* S. 98	Vollkornbröt-chen und Tee*, S. 95	Vollkornbröt-chen und Tee*, S. 95	Vollkornbröt-chen und Tee*, S. 95	Dinkelfladen S. 98 oder Vollkornbröt-chen und Tee*, S. 95
Vormittag	M, W, T	M, W, T	M, W, T	M, W, T	M, W, T	M, W, T	M, W, T
Mittagessen	Getreidebra-ten mit Soße, S. 100	Indischer Reistopf mit Currysoße, S. 101	Buchweizen-topf mit Gemüse, S. 101	Frühlingsrolle mit Zwiebel-dip, S. 102	Reisbraten mit Lauch und Champignons an Tomaten-soße, S. 102	Gemüse-gulasch, S. 104	Rohkostteller, S. 104, Bud-dhistische Fastenspeise, S. 105
Nachmittag	M, W, T	M, W, T	M, W, T	M, W, T	M, W, T	M, W, T	M, W, T
vor dem Abendessen	S	S	S	S	S	S	S
Abendessen	Frühlingssup-pe, S. 126	Basenbrühe mit Weizen-grießnockerl, S. 127	Bärlauch-suppe, S. 126	Brennnessel-suppe, S. 126	Minestrone, S. 127	Lauchcreme-suppe, S. 128	Vollkornbrot, S. 104
nach dem Abendessen	M, B	M	M, B	M	M, B	M	M, B

Basenbad = B; Mineralstoffe = M; Bewegung, Sport = S; Reinigungs- und Entschlackungstee = T; Wasser = W

Wochenplan für die 2. Woche

Viele Menschen versäumen das kleine Glück, weil sie auf das große vergeblich warten.

Pearl S. Buck

	Montag	Dienstag	Mittwoch	Donnerstag	Freitag	Samstag	Sonntag
vor dem Frühstück	S	S	S	S	S	S	S
Frühstück	warmes Dinkelmüsli, S. 96	Vollkornbrot und Tee*, S. 104	Dinkelfladen und Tee* S. 98	Vollkornbrötchen und Tee*, S. 95	Hafer-Fischkornmüsli und Erdbeermilch, S. 96	Vollkornbrot und Tee* S. 104	Milchbrot und Tee*, S. 99
Vormittag	M, W, T	M, W, T	M, W, T	M, W, T	M, W, T	M, W, T	M, W, T
Mittagessen	Auberginen in Rahmsoße mit Kartoffelpüree, S. 105	Kartoffelauflauf mit Käsesoße, S. 106	Kartoffel-Champignonsuppe, S. 106 und Topfenpalatschinken, S. 122	Nudelauflauf mit Gemüse, Käse und Rahmsoße, S. 107, Schoko-Nuss-Pudding, S. 120	Karoffelnusskrapfen oder gebratenes Fischfilet mit Karottenrahmgemüse Apfel Crumble, S. 120	Rohkostteller S. 104 und Buchweizen-Spinat-Omelett mit Käse-Walnuss-Soße, S. 110	Waldsoße mit Serviettenknödel und Rotkraut S. 111, Hirsenachtisch, S. 120
Nachmittag	M, W, T	M, W, T	M, W, T	M, W, T	M, W, T	M, W, T	M, W, T
vor dem Abendessen	S	S	S	S	S	S	S
Abendessen	Gemüsebrühe mit Kräuterknödeln, S. 128	Hirsennockerlsuppe S. 128 oder Chicoree mit Käse überbacken, S. 132	Hafercremesuppe, S. 129	Vollkornbrot mit Frischkäse und/oder Putenschinken und Tee	Gemüsebrühe mit Sojaschnitten, S. 129	Petersiliencremesuppe, S. 129	Selleriecremesuppe, S. 131
nach dem Abendessen	M, B	M	M, B	M	M, B	M	M, B

Basenbad = B; Mineralstoffe = M; Bewegung, Sport = S; Reinigungs- und Entschlackungstee = T; Wasser = W

Wochenplan für die 3. Woche

Es gibt keine Leute, die nichts erleben, es gibt nur solche, die nichts davon merken.

Curt Goetz

	Montag	Dienstag	Mittwoch	Donnerstag	Freitag	Samstag	Sonntag
vor dem Frühstück	S	S	S	S	S	S	S
Frühstück	Grahambrötchen und Tee*, S. 98	warmes Dinkelmüsli und Tee*, S. 96	Joghurt-Kleie-Brot und Tee*, S. 98	Vollkornbrötchen und Tee*, S. 95	warmes Dinkelmüsli und Tee*, S. 96	Joghurt-Kleie-Brot und Tee*, S. 98	Milchbrot und Tee*, S. 99
Vormittag	M, W, T	M, W, T	M, W, T	M, W, T	M, W, T	M, W, T	M, W, T
Mittagessen	Endiviencocktail und Lasagne, S. 112	Gemüseschnitzel mit Soße Orientale, S. 111, Kabinettpudding mit Bananensauermilch, S. 122	Dinkellaibchen mit buntem Gemüse und Schnittlauchsoße, S. 113	Sellerieschnitzel mit Kartoffelkressesalat, Sanddorncreme, S. 113	Blumenkohl überbacken mit Bouillonkartoffeln, S. 114, Maisgericht mit Äpfeln, S. 124	Rohkostteller (Salat vital mit Soße, S. 110), S. 108 Gemüsetarte, S. 114	Waldorff-Cocktail S. 115, Kohlschnitzel mit Schnittlauchflip und Putenbrust S. 115, Apfelkuchen, S. 123
Nachmittag	M, W, T	M, W, T	M, W, T	M, W, T	M, W, T	M, W, T	M, W, T
vor dem Abendessen	S	S	S	S	S	S	S
Abendessen	Frühlingskräutercremesuppe, S. 131	Zwiebel-Champignon-schnitte, S. 132	Avocadocremesuppe mit Zwiebelbrötchen, S. 133	Kartoffelcremesuppe mit Majoran, S. 133	Basensuppe mit Grünkernnockerl, S. 134	Hausbrot, belegt mit Käse und Schinken, S. 134	Karottencremesuppe S. 137 oder Leinsamenbrot mit Knoblauchbutter, S. 137
nach dem Abendessen	M, B	M	M, B	M	M, B	M	M, B

Basenbad = B; Mineralstoffe = M; Bewegung, Sport = S; Reinigungs- und Entschlackungstee = T; Wasser = W

Wochenplan für die 4. Woche

Nicht, was wir beginnen, zählt, sondern was wir vollenden.

	Montag	Dienstag	Mittwoch	Donnerstag	Freitag	Samstag	Sonntag
vor dem Frühstück	S	S	S	S	S	S	S
Frühstück	warmes Dinkelmüsli und Tee*, S. 96	Joghurt-Kleie-Brot und Tee*, S. 98	warmes Dinkelmüsli und Tee*, S. 96	Vollkornbrötchen und Tee*, S. 95	Joghurt-Kleie-Brot und Tee*, S. 98	warmes Dinkelmüsli und Tee*, S. 96	Grahambrötchen und Tee*, S. 98
Vormittag	M, W, T	M, W, T	M, W, T	M, W, T	M, W, T	M, W, T	M, W, T
Mittagessen	griechischer Cocktail, S. 116, Gemüseomlett, S. 117	Linsensuppe, S. 116, Apfeltopfenauflauf, S. 123	Kartoffelgemüsebratling mit Brokkolicreme, S. 117	Rote-Bete-Rohkost, S. 119, Brie im Kräutermantel, S. 116	Hirseauflauf pikant, S. 118	Pilzsoße mit Majoran und Wildreis S. 118, rote Grütze, S. 124	Krautroulade mit pikanter Füllung und Tomatensoße S. 119, Biskuittorte, S. 125
Nachmittag	M, W, T	M, W, T	M, W, T	M, W, T	M, W, T	M, W, T	M, W, T
vor dem Abendessen	S	S	S	S	S	S	S
Abendessen	Lauchsuppe mit Käsebrötchen, S. 134	Frühlingszwiebelsuppe mit Grünkern, S. 135	süße Hirse, S. 137	Zucchinicremesuppe, S. 136	Currysuppe, S. 136	Buchweizensuppe, S. 135	Hausbrot, belegt mit Käse und Schinken, S. 134
nach dem Abendessen	M, B	M	M, B	M	M, B	M	M, B

Basenbad = B; Mineralstoffe = M; Bewegung, Sport = S; Reinigungs- und Entschlackungstee = T; Wasser = W

* Tee: am besten Reinungs- und Entschlackungstee (siehe S. 76)

Frühstücksvariationen

Vollkornbrötchen mit Frischkäse und Tee
(am besten Reinigungs- und Entschlackungstee)

▶ Für 4 Personen

Vorteig Vollkornbrötchen

1 kg Weizen, fein gemahlen
30 g Hefe
1 TL Honig (oder Rohrzucker)
3 EL Milch, warm

Hauptteig Vollkornbrötchen

2 Eier
1 gestrichener TL Meersalz
1 TL Kümmel, gemahlen
1 EL Distelöl
½ l warme Milch (etwa)
etwas Butter zum Bestreichen
etwas Frischkäse
(beispielsweise Philadelphia)

- Weizenmehl in eine Schüssel geben. In der Mitte eine Vertiefung machen und einen Vorteig vorbereiten. Dazu in einer Tasse Hefe, Honig, warme Milch und 1 EL Mehl verrühren. Diesen Vorteig in die vorbereitete Vertiefung schütten, mit einem Tuch abdecken. In einem warmen Raum 15 bis 20 Minuten gehen lassen.
- Dann Eier, Meersalz, Kümmel, Distelöl dazugeben und mit warmer Milch verrühren. Der Teig soll eher weich sein. Die Teigschüssel zudecken und den Teig gehen lassen, bis er sich verdoppelt hat.
- Dann kleine Brötchen formen. Diese auf ein mit Papier ausgelegtes Backblech legen und bei 200 °C 20 bis 25 Minuten backen. Noch heiß mit Butter bestreichen.
- 1 kg Mehl ergibt etwa 40 Brötchen. Diese lassen sich gut einfrieren.
- Selbstverständlich können Sie auch im Reformhaus Vollkornbrötchen für dieses Frühstück kaufen.

TIPP
Wenn Sie den Teig in einer gefetteten Kastenform ungefähr 40 Minuten backen, bekommen Sie ein herrliches Weizenvollkornbrot.

Warmes Dinkelmüsli

▶ **Für 4 Personen**

½ Tasse oder 100 g Dinkelmehl · 1 bis 1½ Tassen Wasser
1 EL Ahornsirup · 2 EL kalt gepresstes Sonnenblumenöl
1 EL Walnüsse oder Haselnüsse, gerieben · 1 EL Sonnenblumenkerne · 1 mittlerer bis großer Apfel · 1 EL Rosinen,
gewaschen · 3 EL Sahne

- Dinkelmehl mit dem Wasser zu einem dicken Brei kochen.
  Bitte gut umrühren, von der Herdplatte nehmen, das Öl
  einrühren.
- Nachher alle anderen Zutaten dazugeben und zum Schluss
  den Apfel hineinreiben. Verfeinert wird das Müsli durch
  Zugabe der Sahne.

Tipp

**Süßen Sie das Dinkelmüsli ganz nach Ihrem Geschmack
und verwenden Sie auch ruhig einen Apfel mehr.**

Hafer-Frischkornmüsli und Erdbeermilch

▶ **Für 4 Personen**

Hafer-Frischkornmüsli

1 Tasse Hafer, gemahlen · etwa 1½ Tassen Wasser
etwas Ahornsirup · etwas Sesam · 1 oder 2 Äpfel, geschnitten
Schlagsahne nach Geschmack

Erdbeermilch

200 g Erdbeeren · 1 l Butter- oder Sauermilch

- Hafermehl mit Wasser nach Bedarf zu einem nicht zu
  festen Brei anrühren, 30 Minuten quellen lassen.
- Mit Ahornsirup süßen, etwas Sesam dazugeben.
  Apfelstücke und Schlagsahne dazugeben.
- Für die Erdbeermilch Erdbeeren mit Butter- oder Sauermilch mixen. Die Erdbeermilch wird zum Müsli getrunken.

Tipp

**Wer ein kaltes Getränk am Morgen nicht mag oder nicht
verträgt, trinkt Reinigungs- und Entschlackungstee.**

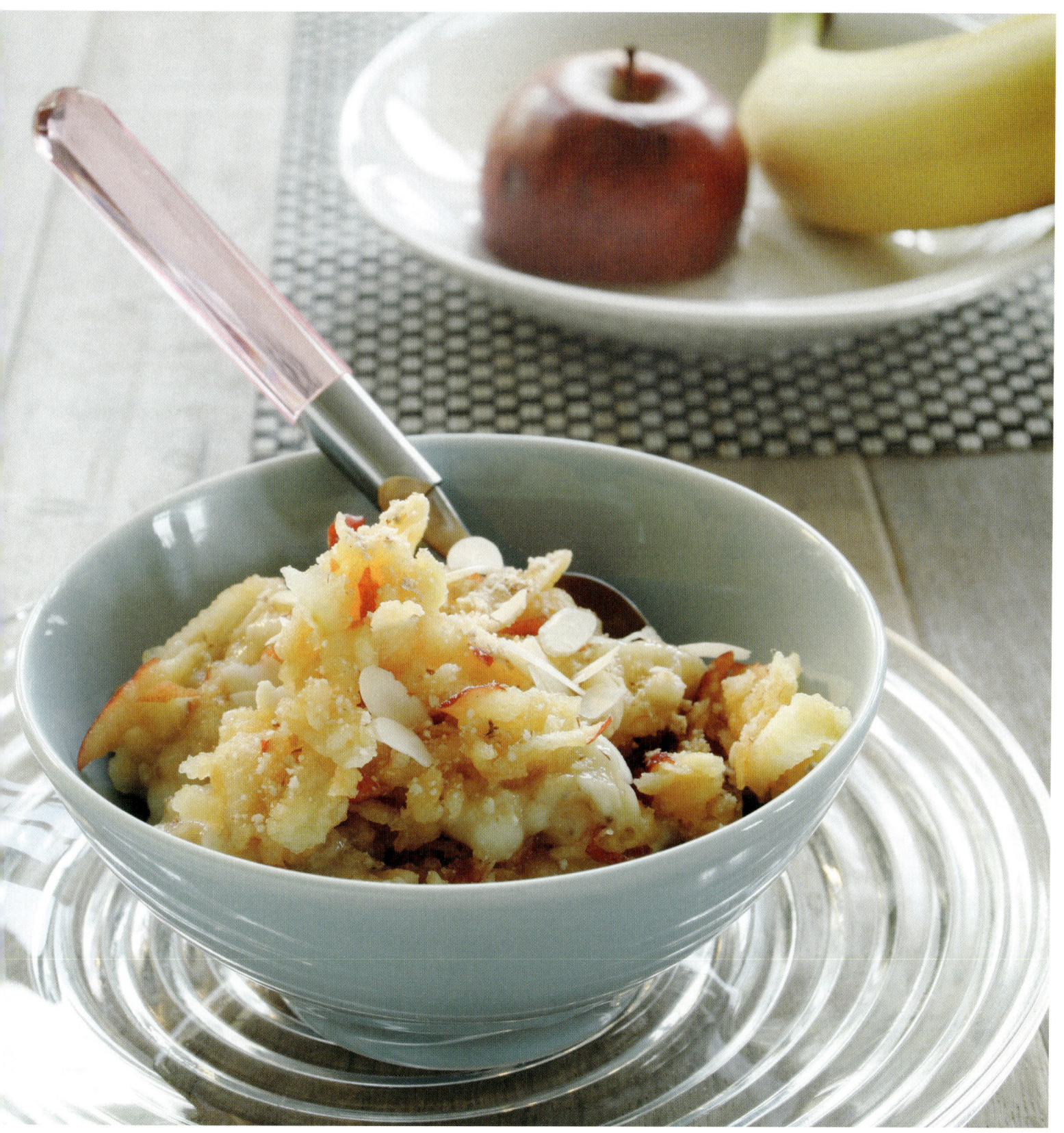

FRÜHSTÜCK

Dinkelfladen und Tee

▶ **Für 4 Personen**
550 g Dinkelmehl · 1 TL Sesamsalz
(Gomasio) · 1 TL Brotgewürz · warmes
Wasser nach Bedarf

- Dinkelmehl, Sesamsalz und Brotgewürz vermengen. So viel warmes
  Wasser dazugeben, dass ein ge-
  schmeidiger Teig entsteht.
- Alle Zutaten fest verkneten und
  2 bis 3 Stunden ruhen lassen.
  Nochmals gut durchkneten, dünn
  auswalken, in Kreise schneiden.
- 30 Minuten bei Mittelhitze in einer
  Pfanne backen (mit wenig Öl).

Tipp
**In gut sortierten Reformläden
oder Vollwertbäckereien können
Sie Dinkelfladen auch kaufen.**

Grahambrötchen und Tee

▶ **Für 4 Personen**
450 g Dinkel, fein gemahlen · 100 g
Haferflocken · 1 Päckchen Trockenhefe · ½ l Mineralwasser oder Molke
1 TL Meersalz

- Dinkelmehl, Haferflocken, Trockenhefe, Mineralwasser oder Molke
  und Meersalz mischen und gut
  kneten.
- Den Teig zugedeckt an einem warmen Ort ruhen lassen, bis er sich
  verdoppelt hat.
- Nochmals kneten und eine Rolle
  formen, in 20 Schnitten teilen, aus
  jeder Schnitte ein Brötchen formen
  und wieder gehen lassen.
- Im vorgeheizten Backofen 25 bis
  30 Minuten bei Mittelhitze backen.
- Grahambrötchen können Sie natürlich auch im Reformhaus besorgen.

Tipp
**Stellen Sie während des Backens
eine kleine Schale mit Wasser in
das Rohr. So werden die Brötchen
nicht zu trocken.**

Joghurt-Kleie-Brot nach Belieben

▶ **Für 4 Personen**
500 g Dinkel, fein gemahlen · 1 Tasse
Kleie · ¼ l warme Milch · 1 Becher
Joghurt · 2 EL Distelöl · 1 Ei · 1 TL Meersalz · 1 Päckchen Trockenhefe

- Alle Zutaten zusammen in eine
  Schüssel geben und mit dem Mixer
  fest kneten.
- Den Teig in eine gefettete Kastenform geben, abdecken und gehen
  lassen. 40 Minuten bei Mittelhitze
  backen.

Tipp
**Kleie braucht eine Menge Flüssig-
keit zum Quellen, daher viel Tee
dazu trinken!**

Milchbrot und Tee

(am besten Reinigungs- und Entschlackungstee)

▶ **Für 4 Personen**

1 kg	Dinkel, fein gemahlen
1	Prise Salz
300 g	Rosinen
300 g	erwärmte Butter
250 g	Honig
2	Eigelb
2	Eier
40 g	Trockenhefe
	Schale von einer ungespritzten Zitrone, gerieben
1	Vanillestange, entmarkt
½ l	warme Milch
1	Eiweiß, geschlagen zum Bestreichen
2	Tassen Walnüsse, grob gehackt

- Dinkelmehl in eine Schüssel geben. Salz, Rosinen, Butter sowie Honig dazugeben.
- Dann der Reihe nach Eigelb, Eier, Trockenhefe, geriebene Zitronenschale und Vanille hinzufügen, mit warmer Milch verrühren. Den Teig rühren, bis sich Blasen bilden.
- Einen Zopf flechten, an einer warmen Stelle gehen lassen, mit steifem Eiweiß bestreichen und 45 Minuten bei Mittelhitze backen.
- Man kann in diesen Teig Walnüsse geben.

Tipp

Wenn Sie mal keine Lust zum Backen haben: Milchbrot bekommen Sie auch in Ihrem Reformhaus.

Hauptgerichte

Getreidebraten mit Käsesoße

▶ **Für 4 Personen**

Getreidebraten

350 g	Weizenschrot
150 g	Grünkern
2	Eier
1	Zwiebel, klein geschnitten
2	Zehen Knoblauch, zerdrückt
1 TL	Gemüse-Hefe-Brühe
1 EL	Kräuter der Provence
2	Karotten
1	Stange Lauch
200 g	Pilze
1	Paprika
250 g	Mais

Käsesoße

¼ l	Sauerrahm
	Kräutersalz nach Geschmack
1 TL	Currypulver
3 EL	geriebener Käse

- Karotten, Lauch, Pilze, Paprika und Mais schneiden und knackig dünsten.
- In einem weiteren Topf Weizenschrot und Grünkern als ganze Körner in die gut gewürzte Gemüsebrühe einrühren, aufkochen, abschalten und einige Stunden quellen lassen.
- Diese Masse zusammen mit Eiern, Zwiebel, Knoblauchzehen, Gemüse-Hefe-Brühe und Kräutern der Provence in eine Schüssel geben und gut durchkneten.
- ¾ der Masse in eine gefettete Auflaufform geben und auseinanderdrücken. In der Mitte mit dem knackig gedünsteten Gemüse belegen. Seitlich die Masse andrücken, mit dem Restteig abdecken und einen Braten formen.
- Im Rohr bei 180 °C 40 Minuten braten, einige Male mit Gemüsebrühe aufgießen.
- Zur Herstellung der Käsesoße brauchen Sie die oben angegebenen Zutaten nur miteinander zu verrühren. Vor dem Servieren den heißen Braten mit Käsesoße übergießen.

TIPP

Am besten bereiten Sie die Getreidemasse schon am Vortag zu, da einige Stunden zum Quellen der Körner eingeplant werden müssen.

Indischer Reistopf mit Currysoße

▶ Für 4 Personen

Indischer Reistopf
3 Tassen Vollkorn- oder Basmatireis · 6 Tassen Wasser
1 EL Öl · 1 Gemüsebrühwürfel

Currysoße
1 Zwiebel, geschnitten · 1 Banane · 1 Tasse Wasser
Orangen- und Zitronensaft · je 1 Prise Thymian, Meersalz,
Gemüse-Hefe-Brühe, Tamari, Muskat · 1 TL Currypulver
1 TL Pfeilwurzelmehl (oder Maizena) · Sauerrahm zum
Binden oder Kokosmilch

- Reis, Wasser, Öl und Gemüsebrühwürfel zusammen kurz
aufkochen und dann 40 Minuten auf kleiner Stufe ziehen
lassen, in den letzten 10 Minuten ohne Deckel und den
Herd ausgeschaltet.
- Für die Currysoße die Zwiebel ohne Fett leicht anbräunen.
Banane hinzugeben und mit der Zwiebel dünsten. Wasser
aufgießen und 10 Minuten köcheln.
- Dann mit Orangen- und Zitronensaft, Thymian, Meersalz,
Gemüse-Hefe-Brühe, Tamari, Muskat und Currypulver
würzen. Pfeilwurzelmehl einrühren und alles zusammen
mixen.
- Sauerrahm (oder Kokosmilch) einrühren.

Tipp
**Zu diesem Gericht passen Früchte (Äpfel, Bananen,
Ananas, Pfirsiche kleingeschnitten), die Sie nach
Geschmack auswählen, kurz mit wenig Butter
andünsten und mit 3 EL Kokosflocken bestreuen.**

Buchweizentopf mit Gemüse

▶ Für 4 Personen

1 Zwiebel, in Scheiben geschnitten · 200 g Pilze (Champignons), in Scheiben geschnitten · 2 Karotten, in Scheiben
geschnitten · ½ Tasse Erbsen · 1 Tasse Lauch, in Streifen
geschnitten · 2 Tassen Buchweizen · 4 Tassen Wasser
2 Gemüsebrühwürfel · Butterflocken zum Bestreuen
Käsescheiben zum Abdecken · Petersilie, klein geschnitten,
zum Bestreuen

- Zwiebel ohne Fett im Edelstahlkochtopf anrösten, Pilze,
Karotten, Erbsen und Lauch dazugeben. Alles 5 Minuten
dünsten.
- Buchweizen, Wasser und Gemüsebrühwürfel dazugeben,
aufkochen und 25 Minuten zugedeckt ziehen lassen.
- Nachher mit Butterflocken bestreuen und mit Käseschei-
ben abdecken. Nochmals den Deckel darauf geben, bis der
Käse schmilzt.
- Mit viel Petersilie bestreuen und sofort servieren.

HAUPTGERICHTE

Gefüllte Frühlingsrolle mit Zwiebeldipp

▶ Für 4 Personen

Frühlingsrolle

250 g Quark (Topfen) · 200 g Butter (Reform-Diätmargarine) etwa 250 g Dinkel, sehr fein gemahlen · ½ TL Meersalz 200 g Zwiebel, gehobelt · ½ Weißkrautkopf, gehobelt 150 g Karotten, fein gestiftelt · 1 EL Butter · Gemüse-Hefe-Brühe · 200 g Käsewürfel · 1 Ei, geschlagen

Zwiebeldipp

⅛ l Sauermilch · 2 bis 3 EL Mayonnaise (fettarm) · 1 Zwiebel, fein geschnitten · einige Gewürzgurken, geschnitten

- Quark, Butter, Dinkelmehl und Meersalz vermischen und einen geschmeidigen Teig daraus arbeiten. Den Teig ausrollen, zusammenschlagen und kalt stellen. Diesen Vorgang dreimal wiederholen. Diese Masse ergibt eine große oder vier kleine Rollen. Den Teig auf eine Dicke von ½ cm ausrollen.
- Für die Füllung Zwiebel ohne Fett im Edelstahlkochtopf anrösten. Krauthobel sowie Karottenstifte dazugeben und im eigenen Saft ungefähr 15 Minuten dünsten und dann abtropfen lassen. Butter hinzufügen.
- Mit Gemüse-Hefe-Brühe würzen. Käsewürfel unter die Füllung mischen. Die Masse wird auf dem Teig verteilt.
- Zu Rollen geformt auf ein nasses Blech legen und mit geschlagenem Ei bestreichen. Nun 30 bis 40 Minuten bei 200 bis 220 °C backen. Heizen Sie Ihren Backofen 10 Minuten vor, damit der Teig blättert.
- Die Frühlingsrollen mit einem Zwiebeldipp servieren (für den Dipp die angegebenen Zutaten vermischen).

TiPP

Für die schnelle Küche kann auch ein tiefgekühlter Blätterteig aus dem Bioladen verwendet werden.

Reisbraten mit Lauch und Champignons an Tomatensoße

▶ Für 4 Personen

Reisbraten

2 Tassen Reis · 4 Tassen Wasser · 2 Gemüsebrühwürfel 1 Zwiebel, fein geschnitten · 3 Stangen Lauch, fein geschnitten · 400 g Champignons, in Scheiben geschnitten · etwas Butter · Gemüse-Hefe-Brühe · einige Käsewürfel zum Bestreuen

- Reis mit Wasser und Gemüsebrühwürfel dünsten.
- Die Hälfte der Reismasse in eine gefettete Auflaufform geben und mit Füllung belegen. Dafür Zwiebel, Lauch und Champignons dünsten, mit Butter und Gemüse-Hefe-Brühe würzen.
- Diese Füllung auf die Reismasse geben und Käsewürfel darauf streuen. Die restliche Reismasse darüber verteilen und 40 Minuten bei Mittelhitze (ungefähr 180 °C) backen.

Tomatensoße

1 Zwiebel, fein geschnitten · 1 Karotte, in Ringe geschnitten 1 Stück Petersilienwurzel, fein gewürfelt · 1 Stück Sellerie, fein gewürfelt · ½ kg reife Tomaten · Meersalz · Gemüse-Hefe-Brühe · etwas Honig · etwas Schlagsahne

- Zwiebel, Karotte, Petersilienwurzel, Sellerie und Tomaten dünsten.
- Anschließend die Soße pürieren und mit Meersalz, Gemüse-Hefe-Brühe und etwas Honig würzen sowie mit Schlagsahne verfeinern.
- Die Tomatensoße zum Reisbraten servieren.

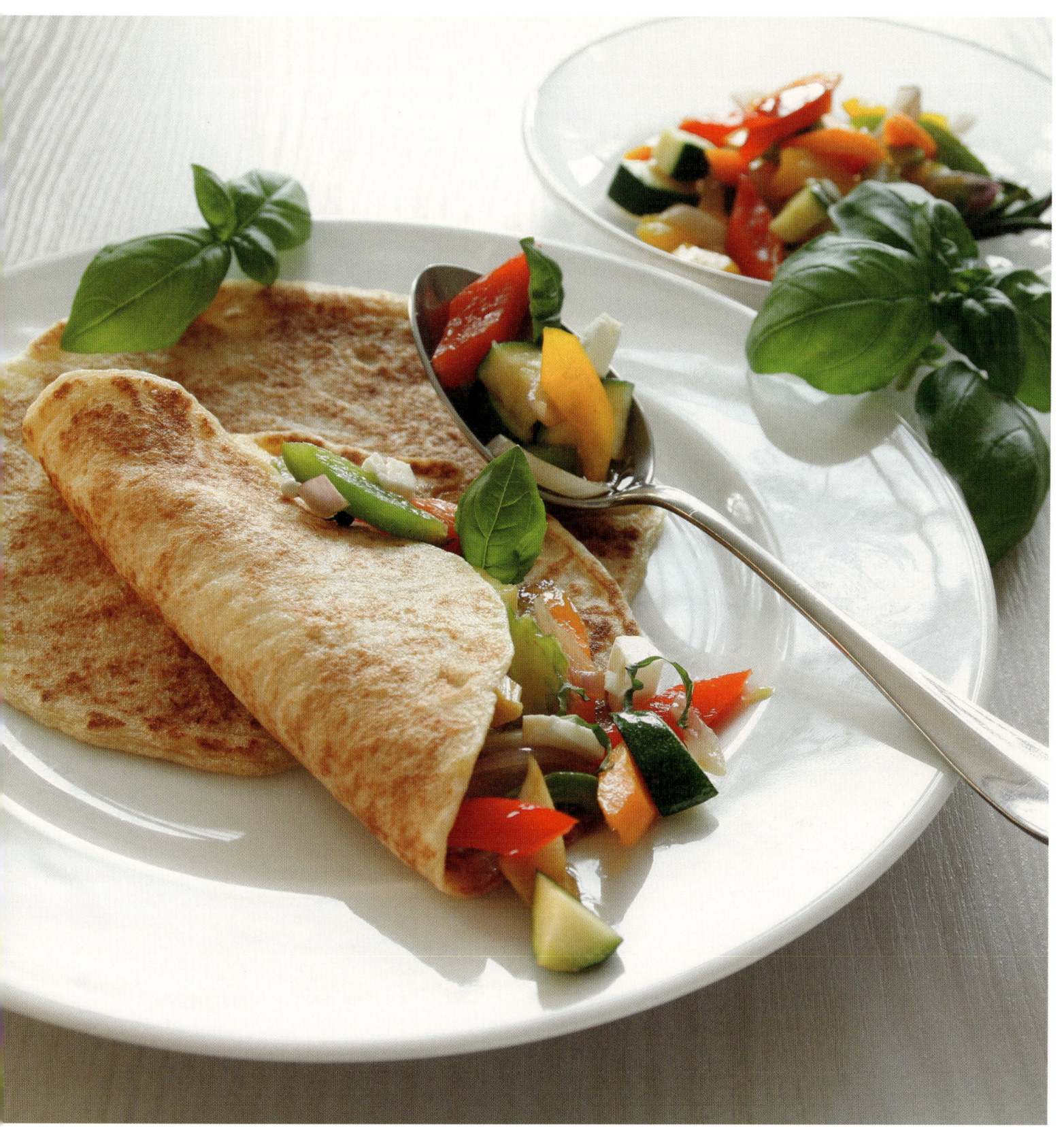

Gemüsegulasch

▶ **Für 4 Personen**

2 Zwiebeln, geschnitten · 1 EL Paprikapulver · ¼ l Wasser
4 Karotten, in Scheiben geschnitten · 1 Petersilienwurzel,
geschnitten · ¼ Sellerie, klein geschnitten · 200 g · grüne
Bohnen, in 2 cm lange Stücke geschnitten · 4 bis 6 Kartoffeln, in Würfel geschnitten · 1 Tasse Lauch, geschnitten
1 Tasse grüner Paprika · Knoblauch nach Geschmack
Gemüse-Hefe-Brühe · Meersalz · Muskat · Majoran · Kümmel
Tomatenmark · viel Petersilienkraut, geschnitten, zum
Servieren

- Zwiebeln ohne Fett anrösten. Paprikapulver dazugeben
  und sofort mit Wasser aufgießen.
- Darin Karotten, Petersilienwurzel, Sellerie, grüne Bohnen
  und Kartoffeln dünsten.
- Lauch und Paprika dazugeben und 5 Minuten ziehen
  lassen.
- Mit Knoblauch, Gemüse-Hefe-Brühe, Meersalz, Muskat,
  Majoran, Kümmel und Tomatenmark würzen und mit
  viel geschnittener Petersilie servieren.

Kleiner Rohkostteller mit Sanddornsoße, Fastenspeise der Buddhisten

▶ **Für 4 Personen**

Kleiner Rohkostteller

etwas grüner Salat · Tomaten, in Spalten geschnitten
Gurken, in Scheiben geschnitten · Paprika, in Streifen geschnitten · Äpfel, in Würfel geschnitten · Zwiebel, in Ringe
geschnitten · etwas Kresse · einige Nüsse (Walnüsse)

Sanddornsoße

1 Becher Joghurt · 2 EL Sanddornmus mit Honig · 1 TL Senf
1 TL Meerrettich · Saft von ½ Zitrone · 1 TL · Gemüse-Hefe-
Brühe · etwas Pfeffer · Tamari · 1 EL Öl

- Salat, Tomaten, Gurken, Paprika, Äpfel und Zwiebel auf
  einem Teller anrichten. Mit Kresse und Nüssen belegen.
- Dazu Sanddornsoße (einfach die Zutaten gut verrühren)
  servieren.

Fastenspeise der Buddhisten

▶ **Für 4 Personen**

2 Tassen Vollkorn- oder Basmatireis · 4 Tassen Wasser
1 Lorbeerblatt · Meersalz nach Geschmack · 2 Zwiebeln, klein
geschnitten · ½ Tasse Wasser · 3 Karotten, in Scheiben geschnitten · 300 g Champignons in Scheiben · 300 g Brokkoli
Tamari · Gemüse-Hefe-Brühe · 1 EL Butter · 1 Tasse Sojabohnenkeime · 1 Tasse Bambussprossen · 1 Tasse grüne Paprika
in Scheiben

- Reis mit Wasser und Lorbeerblatt aufkochen und auf
  kleinster Stufe 40 bis 50 Minuten quellen lassen. Mit
  Meersalz würzen.
- Brokkoli separat kochen.
- In einem weiteren Topf Zwiebeln ohne Fett anrösten und
  mit Wasser aufgießen. Karotten dazugeben und 3 Minuten
  dünsten. Champignonscheiben dazugeben und 5 Minuten
  weitergaren.
- Nachher den bereits gekochten Brokkoli dazugeben.
- Mit Tamari und Gemüse-Hefe-Brühe würzen und Butter
  dazugeben. Sojabohnenkeime, Bambussprossen und Paprika dazugeben und wieder 5 Minuten ziehen lassen.
- Gemüse mit dem Reis servieren.

Auberginen in Rahmsoße mit Kartoffelpüree

▶ **Für 4 Personen**

Auberginen in Rahmsoße

1 Zwiebel, klein geschnitten · 3 EL Wasser · 800 g Auberginen, in 1 cm dicke Scheiben geschnitten · etwas Zitronensaft
Gemüse-Hefe-Brühe · Crème fraîche zum Verfeinern

Kartoffelpüree

700 g mehlig kochende Kartoffeln · 1½ bis 2 Tassen heiße
Milch · etwas Muskat · Gemüse-Hefe-Brühe · Butter nach
Bedarf

- Die Zwiebeln ohne Fett anrösten. Mit Wasser ablöschen.
- Auberginen dazugeben und 10 Minuten dünsten.
- Mit Zitrone und Gemüse-Hefe-Brühe würzen, mit Crème
  fraîche verfeinern.
- Für das Kartoffelpüree Kartoffeln schälen, kochen und
  pürieren. Mit heißer Milch abschlagen, mit etwas Muskat
  und Gemüse-Hefe-Brühe würzen. Zum Schluss Butter
  nach Bedarf einrühren und bei Bedarf mit Milch weiter
  verdünnen, bis das Püree die richtige Konsistenz hat.

HAUPTGERICHTE

Kartoffelauflauf mit Käsesoße

▶ **Für 4 Personen**

Kartoffelauflauf

1 kg Kartoffeln
250 g Spinatblätter
200 g Brennnesselspitzen
     etwas Butter
   1 Knoblauchzehe, zerdrückt
     Muskat
     Gemüse-Hefe-Brühe

Käsesoße

2 EL Weizen, fein gemahlen
½ l kaltes Wasser
   1 Lorbeerblatt
     Gemüse-Hefe-Brühe
     Muskat
1 TL Tamari
     etwas Butter
¼ l Sauerrahm
⅛ l Sahne
   2 Eigelb
250 g Käsewürfel

- Kartoffeln kochen. Dann erst schälen und in ½ cm dicke Scheiben schneiden. Diese in eine dünn eingefettete Form geben.
- Immer eine Lage Kartoffeln und eine Lage gedünsteter Spinat und Brennnessel mit Butter, Knoblauch, Muskat und Gemüse-Hefe-Brühe gewürzt abwechseln.
- Den Kartoffelauflauf bei 180 °C 15 Minuten backen, dann die Käsesoße darüber geben und den Auflauf weitere 10 Minuten überbacken.
- Für die Soße Weizenmehl ohne Fett anrösten und mit Wasser aufgießen. Lorbeerblatt hinzugeben. Mit Gemüse-Hefe-Brühe, Muskat, Tamari und Butter würzen. Die Herdplatte abschalten und Sauerrahm, Sahne und Eigelb unterrühren. Zum Schluss Käsewürfel einrühren. Das Lorbeerblatt wieder entfernen.

Tipp

Wer keinen Spinat mag, kann auch frische Salbeiblätter aus dem Garten verwenden.

Kartoffel-Champignon-Suppe

▶ **Für 4 Personen**

   1 Zwiebel, fein geschnitten
200 g Champignons, geschnitten
     wenig Gemüse-Hefe-Brühe
   3 Kartoffeln, klein gewürfelt
1 l Wasser
     etwas Butter
     Majoran
2 EL Lauchringe, fein geschnitten

- Zwiebel ohne Fett kurz anrösten, geschnittene Champignons dazugeben.
- Mit wenig Gemüse-Hefe-Brühe würzen und 2 Minuten dünsten. Nachher Kartoffelwürfel dazugeben, mit Wasser aufgießen und 10 Minuten leicht kochen.
- Mit Butter, Gemüse-Hefe-Brühe, Majoran und Lauch abschmecken.

▶ **Dazu passt:**
Topfenpalatschinken, S. 122

106

Nudelauflauf mit Gemüse, Käse und Rahmsoße

▶ Für 4 Personen

Nudelauflauf

1 Tasse Sojaspiral- oder helle Dinkelspiralnudeln · ½ l Wasser · 1 EL Öl · Gemüse-Hefe-Brühe · 1 Zwiebel, klein geschnitten · 4 Karotten, in Scheiben geschnitten · 2 Paprika, in Streifen geschnitten · 100 g Käse (Gouda) · 2 Tomaten, in Scheiben geschnitten

Rahmsoße

¼ l Sauerrahm · 2 Eigelb · 100 g grob gehackte Nüsse 1 TL Gemüse-Hefe-Brühe

- Sojaspiral- oder helle Dinkelspiralnudeln mit wenig Wasser, Öl und Gemüse-Hefe-Brühe aufkochen und 7 Minuten ziehen lassen. Die Zwiebel ohne Fett anrösten. Karottenscheiben dazugeben und 3 Minuten dünsten. Paprikascheiben daruntermischen.
- Nudeln und Gemüse abwechselnd in eine gefettete Auflaufform schichten. Obenauf eine Lage Käse und darüber ein paar Tomatenscheiben verteilen.
- Die Rahmsoße vorbereiten, indem Sie alle Zutaten dafür gut vermischen. Rahmsoße über die Nudelmasse gießen und 20 Minuten bei Mittelhitze (180 °C) backen. Mit grünem Salat servieren.

▶ Dazu passt:

Schoko-Nuss-Pudding, S. 120

Kartoffel-Nuss-Krapfen

▶ Für 4 Personen

750 g mehlig kochende Kartoffeln · 1 EL Butter · 3 bis 4 EL Dinkel, fein gemahlen · 2 Eier · Kräutersalz · 1 Prise Muskatnuss, gemahlen · Knoblauchpulver · Koriander · Majoran 1 Zwiebel, fein geschnitten · 2 EL Sellerie, gerieben · 100 g Hasel- oder Walnüsse, gehackt · wenig Öl

- Kartoffeln kochen, dann erst schälen und noch heiß durch die Kartoffelpresse drücken.
- Butter, Dinkelmehl, Eier dazugeben und mit Kräutersalz, Muskat, Knoblauchpulver, Koriander und Majoran würzen.
- Zwiebel, geriebene Sellerie und Hasel- oder Walnüsse dazugeben.
- Alles zusammen mischen, Laibchen formen, in wenig Öl braten oder grillen.

HAUPTGERICHTE

Gebratenes Fischfilet

▶ Für 4 Personen

700 bis 800 g Fischfilet · Saft von
1 Zitrone · Dinkelvollkornmehl zum
Panieren · 2 EL Butter · etwas Meersalz · etwas Pfeffer

– Fischfilets heiß waschen und mit
Küchenpapier abtupfen, mit Zitronensaft beträufeln, in Dinkelvollkornmehl wenden, langsam in der
Pfanne mit Butter braten. Die Filets
werden während des Bratens gesalzen und eventuell leicht gepfeffert.

Tipp
Besonders bekömmlich sind Filets
vom Victoriabarsch, Heilbutt oder
Zander. Es können aber auch
Schollenfilets genommen werden.

Karottenrahm-Gemüse

▶ Für 4 Personen

1 Zwiebel, klein geschnitten · 1 Tasse
Wasser · 500 g Karotten, klein geschnitten · 1 EL Dinkel, fein gemahlen
1 Tasse Brennnesselspitzen oder
Spinat · Gemüse-Hefe-Brühe · Petersilie nach Bedarf · etwas Sahne

– Zwiebel ohne Fett anrösten. Mit
Wasser aufgießen und Karottenscheiben dazugeben. 5 Minuten
dünsten. Mit Dinkelmehl binden.
Brennnesselspitzen oder Spinat dazugeben. Mit Gemüse-Hefe-Brühe,
Petersilie und Sahne verfeinern.

▶ Dazu passt:
Apfel Crumble, S. 120

Tipp
Wird Fisch serviert, können auch
Petersilienkartoffeln gereicht
werden.

Rohkostteller mit Salatsoße

▶ Für 4 Personen

Rohkostteller
200 g Vollkornnudeln · wenig Salz
2 Karotten, fein geschnitten
1 Tasse Maiskörner · 1 Tasse Erbsen
3 Tomaten, in Spalten geschnitten
1 grüner Salatkopf

Salatsoße
¼ l Sauermilch · 3 bis 4 EL Mayonnaise · Gemüse-Hefe-Brühe · wenig
Salz

– Vollkornnudeln mit wenig Salz al
dente kochen und abkühlen lassen.
Karotten, Maiskörner, Erbsen und
Tomatenspalten dazugeben und auf
grünem Salat mit milder Salatsoße
servieren.
– Für die Salatsoße Sauermilch mit
Mayonnaise gut verrühren, würzen
nach Geschmack mit Gemüse-Hefe-
Brühe und wenig Salz.

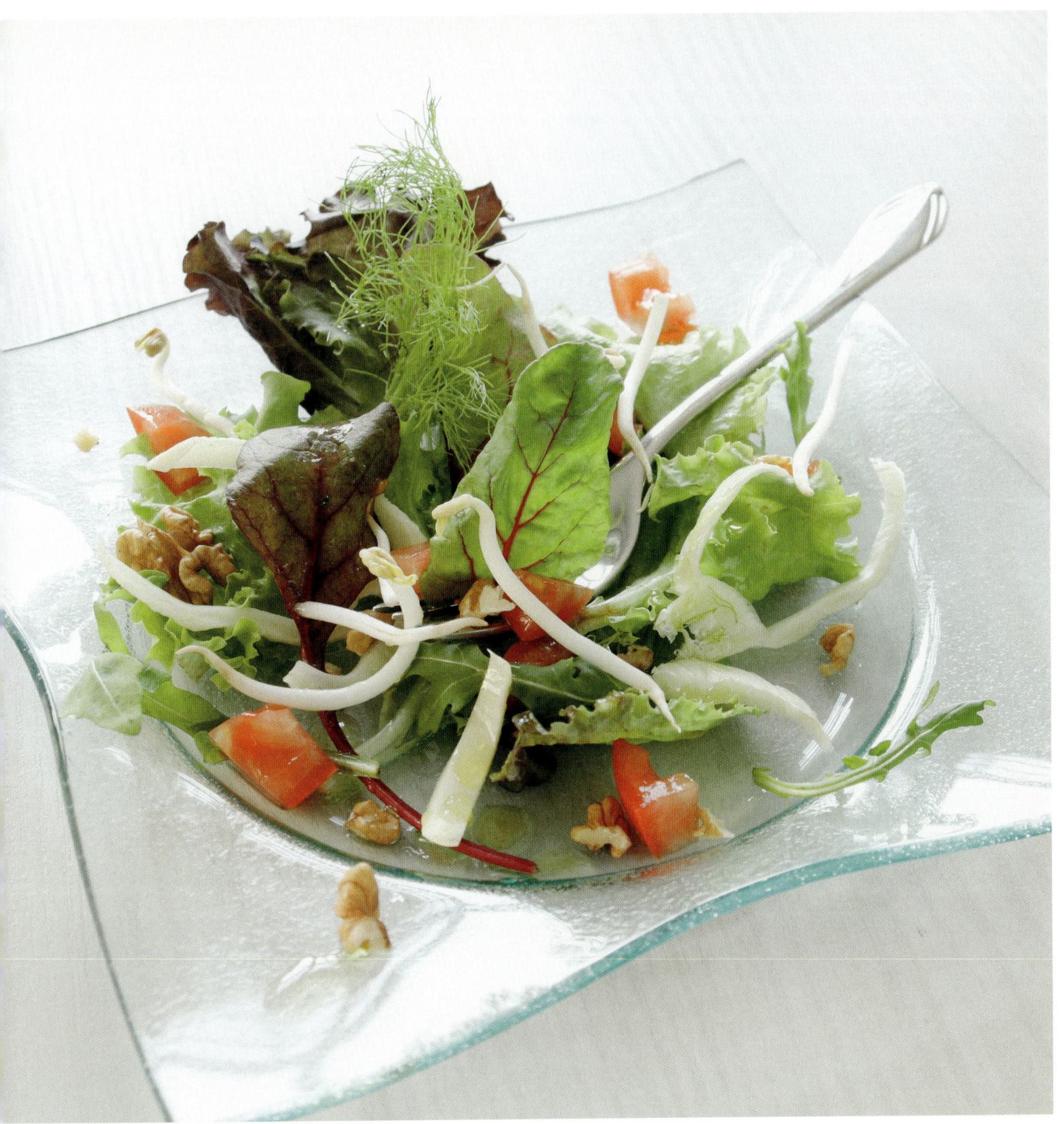

Buchweizen-Spinat-Omelette

▶ Für 4 Personen

120 g Dinkel, fein gemahlen · 120 g Buchweizen, fein gemahlen · 3 Eier ½ TL Meersalz · etwas Muskat · etwa ¼ l Milch · 200 g Spinat, grob geschnitten · 50 g Brennnesselspitzen, grob geschnitten · 2 Blätter Salbei, grob geschnitten

- Dinkel- und Buchweizenmehl, Eigelb, Meersalz, Muskat und Milch gut verrühren. Dann Schnee von 3 Eiweiß, Spinat, Brennnesselspitzen sowie Salbei dazugeben und köstliche Omeletts backen.

Käse-Walnuss-Soße

▶ Für 4 Personen

¼ l Gemüse-Hefe-Brühe-Brühe (= ¼ l Wasser mit 1 ¼ bis 1 ½ TL Gemüse-Hefe-Brühe, je nach Geschmack) · 1 EL Dinkel, fein gemahlen · 1 Becher Sauerrahm · 200 g Bergkäse, gerieben · 150 g Walnüsse, gehackt

- Gemüse-Hefe-Brühe-Brühe mit Dinkelmehl aufkochen, Herdplatte abschalten.
- Sauerrahm dazu.
- Bergkäse und Walnüsse einrühren und zu den Omeletts servieren.

Salat vital

▶ Für 4 Personen

250 g milchsaures Sauerkraut, klein geschnitten · 1 Apfel, in Würfel geschnitten · 1 EL Weizenkeime · 1 EL Sojakeime · 1 EL Löwenzahn, klein geschnitten · 2 EL junge Zwiebeln, geschnitten · 1 Becher Crème fraîche 4 EL Mayonnaise

- Die Zutaten mischen und mit der Soße aus Crème fraîche und Mayonnaise übergießen.

Waldsoße mit Serviettenknödel und Rotkraut

▶ Für 4 Personen

Waldsoße

½ l Wasser · 2 EL Apfelessig · 1 Karotte, 1 Petersilienwurzel mit Grün, 1 Scheibe Sellerie, 2 Zwiebeln, 2 Stangen Lauch 1 Lorbeerblatt · 5 bis 7 Wacholderbeeren · 5 bis 7 Pfefferkörner · 1 EL Preiselbeermarmelade · etwas Zitronensaft · 1 Prise Meersalz · etwas Thymian · 2 EL Weizenmehl

Serviettenknödel

500 g Vollkornknödelbrot · Muskatnuss · Gemüse-Hefe-Brühe · 2 bis 3 Eier · ½ l heiße Milch · Servietten

Rotkraut

1 Zwiebel, geschnitten · 1 EL Birnex · 2 Äpfel, gehobelt 1 kleiner Kopf Rotkraut, fein geschnitten · 1 Tasse Wasser ½ TL Kümmel, gemahlen · etwas Butter · 1 Prise Meersalz etwas Gemüse-Hefe-Brühe · etwas Zitronensaft

- Wasser mit Apfelessig aufkochen, dann das fein geschnittene Gemüse dazugeben und 20 Minuten kochen. Dabei in einem Leinensäckchen Lorbeerblatt, Wacholderbeeren und Pfefferkörner mitkochen. Nach dem Kochen das Leinensäckchen entfernen und den Gemüsesud pürieren. Mit Preiselbeermarmelade, Zitronensaft, Meersalz und Thymian würzen. Weizenmehl einrühren und alles noch einmal aufkochen.
- Vollkornknödelbrot mit Muskat und Gemüse-Hefe-Brühe würzen. Zusammen mit den Eiern und heißer Milch einen Knödelteig zubereiten. Diesen Teig in eine Stoffserviette füllen, an beiden Enden gut zubinden und in Wasser kochen, bis die Masse gar ist.
- Für das Rotkraut Zwiebel ohne Fett anrösten. Birnex und gehobelte Äpfel dazugeben. 2 Minuten dünsten.
- Fein geschnittenes Rotkraut, Wasser und Kümmel dazugeben und etwa 20 Minuten weich dünsten.
- Mit Butter, Meersalz, etwas Gemüse-Hefe-Brühe und Zitronensaft abschmecken.

Gemüseschnitzel mit Soße Orientale

▶ Für 4 Personen

Gemüseschnitzel

2 Tassen Milch · 3 Eier · Kräutersalz · Muskat · Tamari · Gemüse-Hefe-Brühe · 1 bis 2 Tassen Dinkelmehl · verschiedene Gemüse der Jahreszeit (Karotten, Zwiebel, Kraut, grüne Bohnen, Blumenkohl, Lauch, Spinat, Paprika, Brokkoli, Mais), geschnitten · Kräuter der Saison · wenig Fett

Soße Orientale

1 kleine Zwiebel, klein geschnitten · 2 EL Petersilie, klein gehackt · 1 Knoblauchzehe, gepresst · 1 TL Kräutersalz 2 TL Zitronensaft · 1 TL süßer Senf · 1 TL Gemüse-Hefe-Brühe 1 Prise Muskat · 1 Prise Curry · 1 TL Tomatenketchup 1 TL Salatgewürz · ½ TL Tamari · 0,2 l Schlagsahne

- Milch, Eier, Kräutersalz, Muskat, Tamari und Gemüse-Hefe-Brühe gut verrühren. Dinkelmehl dazugeben und 30 Minuten ruhen lassen. Gemüse noch knackig gedünstet und abgetropft hinein geben. Lauch, Spinat, Paprika und Kräuter immer roh dazugeben. Das Gemüse locker unter die Teigmasse heben und in der Pfanne handtellergroße Schnitzel mit wenig Fett backen.
- Für die Soße alle Zutaten mixen, bis die Soße cremig wird.

Tipp

Im Winter verwenden Sie eine Kräutermischung aus der Tiefkühltruhe.

▶ **Dazu passt:**
Kabinettpudding, S. 122

HAUPTGERICHTE

Lasagne und Endiviencocktail

▶ **Für 4 Personen**

Lasagne
1 Packung Lasagneblätter (vorgekocht)

Tomatensoße
1 Zwiebel, klein geschnitten · 3 Karotten, länglich geschnitten · 1 Tasse Gemüsebrühe · 4 Stangen Lauch, in Ringe geschnitten · 3 Paprika, geschnitten · 1 Knoblauchzehe, zerdrückt · Muskat · etwas Curry · Kräutersalz · Oregano etwa ¾ l passierte Tomaten

Béchamelsoße
2 EL Dinkelmehl · 1 l Milch · 200 g Käsewürfel (zum Beispiel Pizzakäse)

Endiviencocktail
150 g Endiviensalat, fein geschnitten · 2 Orangen, enthäutet, in halbierte Spalten geschnitten · 2 EL Sonnenblumenkerne

Salatsoße
⅛ l Schlagsahne · Saft von ½ Zitrone · Gemüse-Hefe-Brühe nach Geschmack · 2 EL Ahornsirup

- Zwiebel ohne Fett anrösten. Karottenschnitzel und Gemüsebrühe hinzugeben und leicht dünsten. Lauch und Paprika dazufügen und weiterdünsten. Mit Knoblauch, Muskat, ein wenig Curry, Kräutersalz und Oregano würzen. Passierte Tomaten dazugeben.
- Für die Béchamelsoße Dinkelmehl ohne Fett anrösten. Mit Milch aufgießen, aufkochen und Käsewürfel daruntermischen.
- Den Boden einer gefetteten Auflaufform mit etwas Béchamelsoße bedecken. Darauf eine Schicht Lasagneblätter legen. Dann folgt eine Schicht Tomatensoße mit Gemüse, wieder Lasagneblätter, Béchamelsoße, Gemüse und so weiter. Auf die oberste Schicht aus Lasagneblättern, die mit Béchamelsoße abgedeckt wird, werden Butterflocken verteilt. Bei 200 °C im Backrohr 30 bis 45 Minuten backen.
- Für die Beilage Endivien und Orangenspalten vermischen. Sonnenblumenkerne und Salatsoße (alle Zutaten gut verrührt) darüber verteilen.

Tipp

Statt der Gemüsefüllung kann auch eine Fleischragoutfüllung verwendet werden.

Dinkellaibchen mit buntem Gemüse und Schnittlauchsoße

▶ **Für 4 Personen**

Dinkellaibchen

300 g Dinkelschrot · 100 g Dinkel, ganz · 0,6 l Hefebrühe
2 Eier · 1 Zwiebel, klein geschnitten · 2 Knoblauchzehen,
zerdrückt · 1 TL Gemüse-Hefe-Brühe · 1 TL Kräutermischung
wenig Öl

Buntes Gemüse

250 g Karotten, in Scheiben geschnitten · Gemüse-Hefe-
Brühe · 300 g Lauch, in Ringe geschnitten · 300 g Blumenkohl · Butter

Schnittlauchsoße

1 Zwiebel, klein geschnitten · ¼ l Hefebrühe (Gemüse-Hefe-
Brühe mit Wasser) · 2 Kartoffeln, in Scheiben · 1 EL Butter
1 EL Sauerrahm · Muskat · Gemüse-Hefe-Brühe · 1 Bund
Schnittlauch

- Dinkelschrot und Dinkel in kochende Hefebrühe einrühren, aufkochen, zudecken und Herdplatte sofort
  abschalten. 1 bis 2 Stunden quellen lassen.
- Dann mit Eiern, Zwiebel, Knoblauch, Gemüse-Hefe-Brühe
  und Kräutermischung gut durchkneten, kleine Laibchen
  formen und in wenig Öl braten.
- Karottenscheiben knackig, Lauchringe zart, Blumenkohlröschen leicht dünsten. Mit Gemüse-Hefe-Brühe und
  Butterflocken würzen.
- Für die Soße Zwiebel ohne Fett anrösten. Mit Hefebrühe
  aufgießen. Kartoffelscheiben dazugeben und 10 Minuten
  kochen. Mit Butter, Sauerrahm, Muskat und Gemüse-
  Hefe-Brühe würzen und alles mixen. Mit viel klein
  geschnittenem Schnittlauch servieren.

Sellerieschnitzel, Kartoffelkresse-salat und Remouladensoße

▶ **Für 4 Personen**

Sellerieschnitzel

8 Sellerieschieben, 1,5 cm dick an 3 Seiten eingeschnitten
½ l Milch-Wasser-Gemisch · 4 Scheiben Käse · wenig Öl

Backteig

1 Tasse Milch · 2 Eier · Kräutersalz · Muskat · Tamari
Gemüse-Hefe-Brühe · 1 Tasse Dinkel, fein gemahlen

Remouladensoße

1 Eigelb · 1 TL süßer Senf · 6 EL Distelöl · Saft von etwa
½ Zitrone · Gemüse-Hefe-Brühe · 1 Zwiebel, fein geschnitten
1 TL Kapern, fein gehackt

Kartoffelkressesalat

6 Kartoffeln · 1 Zwiebel, klein geschnitten · 4 EL Kresse
1 EL Distelöl · Gemüse-Hefe-Brühe nach Geschmack
etwas Apfelessig, mit Wasser vermischt

- Die Sellerieschieben im Milchwasser kochen, dann ab-
  tropfen lassen. Zwischen 2 Scheiben Sellerie 1 Scheibe
  Käse legen.
- Milch, Eier, Kräutersalz, Muskat, Tamari und Gemüse-
  Hefe-Brühe gut verrühren und abschmecken. Dinkelmehl
  einrühren, sodass ein flüssiger Teig entsteht.
- Die Sellerie/Käsescheiben im Backteig wenden und in der
  Pfanne mit wenig Öl backen.
- Für die Remouladensoße Eigelb und süßen Senf gut
  verrühren und tropfenweise in das Distelöl einrühren.
  Mit Zitronensaft nach Bedarf, Gemüse-Hefe-Brühe und
  Zwiebel würzen und fein gehackte Kapern unterrühren.
  Die Soße wird zu den Sellerieschnitzeln gereicht
- Für den Kartoffelsalat Kartoffeln kochen, schälen und
  noch warm in Scheiben schneiden. Zwiebelstücke, Kresse,
  Distelöl, Gemüse-Hefe-Brühe, Apfelessigwasser dazu-
  geben, umrühren und schön saftig anrichten.

HAUPTGERICHTE

Blumenkohl überbacken mit Bouillonkartoffeln

▶ Für 4 Personen

Blumenkohl überbacken

1 großer oder 2 kleine Blumenkohl · 1 Tasse leicht gesalzenes Wasser · ¼ l Sauerrahm · Kräutersalz · Gemüse-Hefe-Brühe · Paprika edelsüß · 1 Eigelb · 100 g geriebener Käse oder Schinkenstreifen · frische Petersilie zum Bestreuen

Bouillonkartoffeln

8 Kartoffeln, in 1 cm große Würfel geschnitten
½ l Hefebrühe · Gemüse-Hefe-Brühe · Butterflocken
1 Bund Petersilie

- Blumenkohl im Salzwasser knapp gar kochen, in Röschen zerteilen und in eine gefettete Auflaufform geben. Sauerrahm, Kräutersalz, Gemüse-Hefe-Brühe, Paprika und Eigelb mit geriebenem Käse verrührt über den Blumenkohl gießen. Wahlweise können Sie auch Schinkenstreifen über die Blumenkohlröschen legen. Alles mit frischer Petersilie bestreuen. Bei 160 °C 20 Minuten im Heißluftherd überbacken.
- Für die Bouillonkartoffeln Kartoffelwürfel in der Hefebrühe kochen. Gemüse-Hefe-Brühe, Butterflocken und viel Petersilie zum Würzen verwenden.

▶ **Dazu passt:**
Maisgericht mit Äpfeln, S. 124

Gemüsetarte

▶ Für 4 Personen

Für den Teig

250 g Dinkel, gemahlen · 125 g Butter · 2 Eigelb · 1 Prise Meersalz · 2 EL kaltes Wasser · 100 g Käse, fein gerieben etwas Öl für die Backform

Für die Füllung

350 g Karotten, in Scheiben geschnitten · 600 g Lauch, in Ringe geschnitten · 1 Zwiebel, klein geschnitten · 400 g Brokkoli · ⅛ l Schlagsahne · 2 EL Olivenöl · 1 Eigelb · 2 Eier 1 Becher Crème fraîche · 2 EL Parmesan · 200 g Käse in kleinen Würfeln · Pfeffer · Gemüse-Hefe-Brühe nach Geschmack

- Die Zutaten für den Teig schnell vermengen und 30 Minuten kalt stellen. Dann durchkneten und eine geölte Form damit auslegen. Mit einer Gabel mehrmals einstechen und 15 Minuten im vorgeheizten Rohr bei 170 °C vorbacken.
- Karottenscheiben leicht dünsten, Lauch und Zwiebel zart garen. Brokkoli leicht kochen und gut abtropfen lassen. Die Gemüse mischen und in die vorgebackene Tarte füllen. Schlagsahne, Olivenöl, Eigelb und Eier, Crème fraîche, Parmesan und die Käsewürfel verrühren. Nach Geschmack mit Pfeffer und Gemüse-Hefe-Brühe würzen und diese Masse über die Gemüsefüllung geben. Auf unterster Stufe (150 °C, nicht im Heißluftherd) 20 bis 30 Minuten backen.

Kohlschnitzel mit Schnittlauchflip

▶ **Für 4 Personen**

1 Kohlkopf (Wirsing),
in Blätter zerteilt

Füllung und Backteig

3 Tassen gekochter Reis
½ Zwiebel, geschnitten
300 g Champignons, geschnitten
Gemüse-Hefe-Brühe
Petersilie
1 Ei
2 EL Vollkornmehl
Tamari
½ Tasse Semmelbrösel
Öl zum Backen

Schnittlauchflip

2 EL Mayonnaise
4 EL Joghurt
2 EL Schnittlauch
Gemüse-Hefe-Brühe

- Kohlkopf im kochenden Wasser blanchieren, aus dem Wasser nehmen, auskühlen lassen, dann die Blätter füllen
- Zwiebel zusammen mit Champignons dünsten, mit dem Reis mischen. Gemüse-Hefe-Brühe und Petersilie zum Würzen verwenden.
- Diese Füllung in zweilagige Kohlblätter füllen, fest zusammendrücken. Dann in einer Mischung aus Vollkornmehl, Ei mit Gemüse-Hefe-Brühe und Tamari gewürzt auf einem Teller wenden. Auf einem nächsten Teller in Brösel wenden. In Öl ausbacken.
- Für die Soße Mayonnaise mit Joghurt anrühren. Dann Schnittlauch dazugeben, mit Gemüse-Hefe-Brühe würzen und zu dem Gemüse reichen.

Tipp

Dazu passt auch eine Putenbrust. Diese mit Rosmarin und Meersalz würzen, kräftig anbraten, pfeffern, aus der Pfanne nehmen und sofort mit dem Gemüse servieren.

Waldorf-Cocktail

▶ **Für 4 Personen**

½ Sellerie, in feine Streifen
geschnitten
1 bis 2 Äpfel
1 bis 2 Birnen
1 Ananas, alles in Würfeln
2 EL Mayonnaise
½ Tasse Sauermilch
Walnüsse zum Verzieren
1 Kopf grüner Salat

- Mayonnaise und Sauermilch gut vermischen, Selleriestreifen, Apfel-, Birnen- und Ananaswürfel daruntergeben.
- Mit Walnüssen verzieren und auf dem grünen Salat anrichten.

▶ **Dazu passt:**
Apfelkuchen, S. 123

HAUPTGERICHTE

Griechischer Cocktail

▶ Für 4 Personen

2 Zwiebeln, in Ringe geschnitten
4 Tomaten, in Viertel geschnitten
1 Gurke in Würfeln · 1 grüner Salatkopf · 100 g Schafskäse · 2 EL Sesam
1 Becher Sauerrahm · 4 EL Mayonnaise · 1 TL Zitronensaft · Gemüse-
Hefe-Brühe

- Zwiebelringe, Tomatenviertel und
  Gurkenwürfel ansprechend auf
  grünem Salat anrichten.
- Mit Soße aus Sauerrahm und Mayonnaise (mit Zitronensaft und Gemüse-Hefe-Brühe würzen) übergießen und mit in Scheiben geschnittenem Schafskäse und Sesam
  garnieren.

Brie im Kräutermantel

▶ Für 4 Personen

240 g Dinkel, fein gemahlen · 3 Eier
½ TL Meersalz · etwas Muskat · etwa
¼ l Milch · einige Scheiben Brie

- Einen sehr flüssigen Dinkelomelet-
  teteig aus Dinkelmehl, Eigelb,
  Meersalz, etwas Muskat und Milch
  rühren. Dann steifen Eischnee darunter heben und 30 Minuten ruhen lassen. In eine heiße Edelstahlpfanne den Teig einlaufen lassen,
  einige Scheiben Brie darauf legen
  und zusammenklappen. 5 Minuten
  nachdünsten und die Omelettes sofort servieren.

Tipp
Dazu passt grüner Salat.

Linsensuppe

▶ Für 4 Personen

150 g Linsen · 1 l Hefebrühe
1 EL Apfelessig · 2 Stangen Lauch,
in Ringe geschnitten · 1 Karotte, klein
geschnitten · 1 Lorbeerblatt · Gemüse-Hefe-Brühe · Meersalz · Pfeffer
etwas Senf · Butter · Petersilie zum
Bestreuen

- Linsen, die vorher 1 Stunde einge-
  weicht wurden, in Hefebrühe mit
  Apfelessig 20 Minuten kochen,
  dann Lauch sowie Karotte dazugeben und noch 10 Minuten kochen.
- Das Lorbeerblatt mitkochen und vor
  dem Essen wieder herausnehmen.
- Mit Gemüse-Hefe-Brühe, Meersalz,
  Pfeffer, etwas Senf und Butter würzen und mit Petersilie servieren.

▶ **Dazu passt:**
Apfeltopfenauflauf mit Vanille-
sauce, S. 123

Gemüseomelette überbacken

▶ Für 4 Personen

Omelette
1 Tasse Milch · 2 Eier · 1 Messerspitze Muskat · ½ TL Tamari ½ TL Meersalz · 1 EL Kräuter (je nach Jahreszeit), fein geschnitten · ½ Tasse Dinkel, fein gemahlen

Füllung
1 große Zwiebel, in Ringe geschnitten · Gemüse (z. B. Kraut, Zucchini, Karotten, Lauch), fein geschnitten · 100 g Mais (tiefgekühlt) · 100 g Käsewürfel · Würzmischung (z. B. Frugola oder Delicata) · Butterflocken

Rahmsoße
⅛ l Süßrahm · ⅛ l Milch · 1 Ei · 1 Eidotter · Gemüse-Hefe-Brühe · Petersilie

- Alle Zutaten des Omeletts verrühren und ½ Stunde ruhen lassen. Dann in einer Edelstahlpfanne 4 Omelettes backen (ohne Fett).
- Für die Fülle Zwiebel ohne Fett in einer Edelstahlpfanne anrösten, dann Gemüse kurz dünsten und Mais und Käsewürfel untermischen, mit Würzmischung und Butterflocken würzen.
- Mit dieser Masse die Omelettes füllen, einrollen und in eine Auflaufform schichten.
- Für die Rahmsoße alle Zutaten vermischen, die Omeletts übergießen und 15 Minuten bei Mittelhitze backen.

Kartoffelgemüsebratling mit Brokkolicreme

▶ Für 4 Personen

Kartoffelgemüsebratling
500 g Kartoffeln · 1 Ei · 1 Eigelb · Gemüse-Hefe-Brühe nach Geschmack · Kräutersalz nach Geschmack · Muskat 1 EL Butter · 1 Tasse Gemüse (Karotten, Lauch, Mais), klein geschnitten · 2 EL geriebener Käse · etwa 200 g Dinkel, fein gemahlen

Brokkolicreme
300 g Brokkoli · ⅛ l Gemüsebrühe · Muskat · Gemüse-Hefe-Brühe · 1 TL Maizena · etwas Schlagsahne zum Verfeinern

- Gekochte Kartoffeln heiß schälen und zerdrücken, mit Dinkelmehl, Eigelb und Ei zu einem Teig verrühren. Das Gemüse leicht dünsten. Alles gut vermischen und würzen.
- Kleine Laibchen formen und auf beiden Seiten goldgelb braten.
Für die Brokkolicreme Brokkoli in der Gemüsebrühe kochen, pürieren, mit Muskat, Gemüse-Hefe-Brühe, Maizena und Schlagsahne verfeinern. Zu den Bratlingen servieren.

Tipp
Statt Maizena können Sie auch Pfeilwurzelmehl verwenden.

Hirseauflauf pikant

► **Für 4 Personen**

200 g Hirse, heiß gewaschen
1 l Gemüsebrühe
2 TL Butter
1 Kräutermischung
(tiefgefroren oder frisch)
2 Stangen Lauch,
in Ringe geschnitten
2 Tomaten, in Scheiben geschnitten
300 g Pilze, geschnitten
Kräutersalz
Gemüse-Hefe-Brühe
3 Eier
200 g geriebener Käse
¼ l Sauerrahm
3 EL Schlagsahne
Butter für die Auflaufform

- Hirse in der Gemüsebrühe aufkochen und quellen lassen. Butter und die Hälfte des geriebenen Käses daruntermischen. Die Hälfte der Hirse mit einer Kräutermischung vermischen und in eine gebutterte Auflaufform geben.
- Lauch, Tomaten und Pilze ohne Fett andünsten, mit Kräutersalz und Gemüse-Hefe-Brühe würzen, mit der anderen Hirsehälfte vermischen und in die Form füllen.
- Eier, restlicher geriebener Käse, Sauerrahm und Schlagsahne gut verrühren und über den Hirsebrei geben.
- Bei 180 °C 30 bis 40 Minuten im Rohr backen.

Pilzsoße mit Majoran und Wildreis

► **Für 4 Personen**

1 Zwiebel, klein geschnitten
500 g Pilze (Champignons, Austernpilze, Pfifferlinge, Steinpilze), geschnitten
Majoran
1 EL Zitrone
Gemüse-Hefe-Brühe
Muskatblüte
2 EL Sauerrahm
eventuell etwas Pfeilwurzelmehl oder Maizena zum Binden
1½ Tassen Wildreismischung
3 Tassen kochende Gemüsebrühe

- Zwiebel ohne Fett anrösten, dann Pilze dazugeben und kurz anbraten. Mit Majoran, Zitrone, Gemüse-Hefe-Brühe, Muskatblüte und Sauerrahm würzen. Eventuell mit etwas Pfeilwurzelmehl binden. Muskatblüte wieder entfernen. Wildreis dazu servieren.
- Wildreismischung ohne Fett im Edelstahltopf anrösten (darf nicht braun werden), mit kochender Gemüsebrühe aufgießen und 40 Minuten leicht kochen und dann quellen lassen.

► **Dazu passt:**
Rote Grütze, S. 124

Rote-Bete-Rohkost mit Meerrettichdipp

▶ Für 4 Personen

Rote-Bete-Rohkost

2 Rote Bete, 2 Äpfel, 2 Karotten, alles gerieben · 1 EL Zitronensaft · 100 g Endivien · 1 rosa Grapefruit · 2 EL Weizenkeime

Meerrettichdipp

100 g Quark · 3 EL Schlagsahne · 3 EL Milch · 2 EL Mayonnaise · 2 EL Meerrettich · Tamari · wenig Apfelessig · Gemüse-Hefe-Brühe

- Rote Bete, Äpfel, Karotten, Endivien und rosa Grapefruit auf einem Teller anrichten. Zitronensaft und Weizenkeime darüber geben und mit einem Meerrettichdipp servieren.
- Für den Meerrettichdipp Quark, Schlagsahne, Milch und Mayonnaise verrühren, dann Meerrettich, Tamari, wenig Apfelessig und Gemüse-Hefe-Brühe zum Würzen dazugeben.

Krautroulade mit pikanter Füllung und Tomatensoße

▶ Für 4 Personen

1 kleiner Weißkohlkopf · 4 Tassen kochendes Wasser

Füllung

2 Tassen gekochter Reis · 1 Tasse gekochter Grünkern 1 Zwiebel, klein geschnitten · 250 g Pilze, gedünstet · 100 g Käse, würfelig geschnitten · Petersilie, fein gehackt · Gemüse-Hefe-Brühe · Tamari · Kräutersalz · 1 Tasse Gemüsebrühe

Tomatensoße

2 Zwiebeln, geschnitten · 2 Knoblauchzehen, geschnitten 1 Tasse Wasser · 6 bis 8 reife Tomaten in Scheiben (oder passierte Tomaten aus dem Reformhaus) · 1 Lorbeerblatt ½ TL Oregano · 1 Stück Zitronenschale · Pfeffer · Kräutersalz etwas Olivenöl · etwas Tamari · etwas Apfelessig

- Weißkohlkopf in kochendes Wasser legen, wenn die Blätter weich geworden sind, diese nach und nach vorsichtig ablösen. 2 Blätter aufeinanderlegen und mit pikanter Fülle füllen.
- Alle Zutaten der Füllung gut miteinander vermischen. Die Krautblätter damit füllen, zusammenrollen, in eine gefettete Form geben und bei Mittelhitze 20 Minuten backen. Mit einer Tasse Gemüsebrühe langsam aufgießen.
- Für die Tomatensoße Zwiebeln und Knoblauchzehen ohne Fett anrösten und mit einer Tasse Wasser aufgießen. Tomatenscheiben oder passierte Tomaten, Lorbeerblatt, Oregano, Zitronenschale, Pfeffer und Kräutersalz dazugeben und 30 Minuten köcheln. Dann das Lorbeerblatt und die Zitronenschale entfernen und mit Olivenöl, Tamari und Apfelessig würzen. Zu den Krautrouladen servieren.

Tipp

Statt der pikanten Gemüsefüllung können Sie auch eine Füllung aus 2 Tassen gekochtem Reis und 350 bis 400 g Kalbshackfleisch, gewürzt mit Tamari, Gemüse-Hefe-Brühe, Salz und Pfeffer und einem Ei verwenden.

DESSERTS

Desserts

Schoko-Nuss-Pudding

▶ **Für 4 Personen**
¾ l Milch · **2 EL** Honig · **2 EL** Ahornsirup · **2 EL** Haselnussmus · **2 EL** gehackte Nüsse · **2 EL** Ovomaltine
1 TL Agar-Agar · etwas Schlagsahne
Früchte zum Verzieren

- Milch erhitzen, Honig, Ahornsirup,
  Haselnussmus, gehackte Nüsse,
  Ovomaltine und Agar-Agar ein-
  rühren und aufkochen.
- Das Ganze in ausgespülte (Pudding-)
  Formen gießen und erkalten lassen.
  Mit Schlagsahne und Früchten ver-
  ziert servieren.

Apfel Crumble

▶ **Für 4 Personen**
150 g Butter · 150 g Birnex (auch
Ahornsirup oder Agavensirup)
1 Prise Meersalz · 300 g Weizen oder
Dinkel, grob geschrotet · 1 kg Äpfel,
klein geschnitten

- Aus Butter, Birnex, Meersalz und
  Weizen- oder Dinkelschrot einen
  Bröselteig kneten.
- Apfelstücke in eine gut gefettete
  Form geben. Den Bröselteig darüber
  geben und 40 bis 50 Minuten bei
  200 °C backen.

Tipp

**Verwenden Sie Früchte der
Saison, also auch Aprikosen oder
Pflaumen.**

Hirsenachtisch mit Fruchtsoße

▶ **Für 4 Personen**

Hirsenachtisch
150 g Hirse, heiß gewaschen
½ l Wasser-Milch-Gemisch · etwas
Schlagsahne · Kürbiskerne zum
Verzieren

Fruchtsoße
2 Äpfel, gerieben · Saft von 3 Orangen · 2 Bananen, zerdrückt · Ahornsirup

- Hirse in kochendes Wasser-Milch-
  Gemisch einstreuen, aufkochen und
  30 Minuten zugedeckt quellen
  lassen. In Glasschalen verteilen,
  mit Fruchtsoße übergießen und
  mit Schlagsahne und Kürbiskernen
  verzieren.
- Für die Fruchtsoße geriebene Äpfel
  mit Orangensaft vermischen, zer-
  drückte Bananen unterrühren und
  mit Ahornsirup abschmecken.

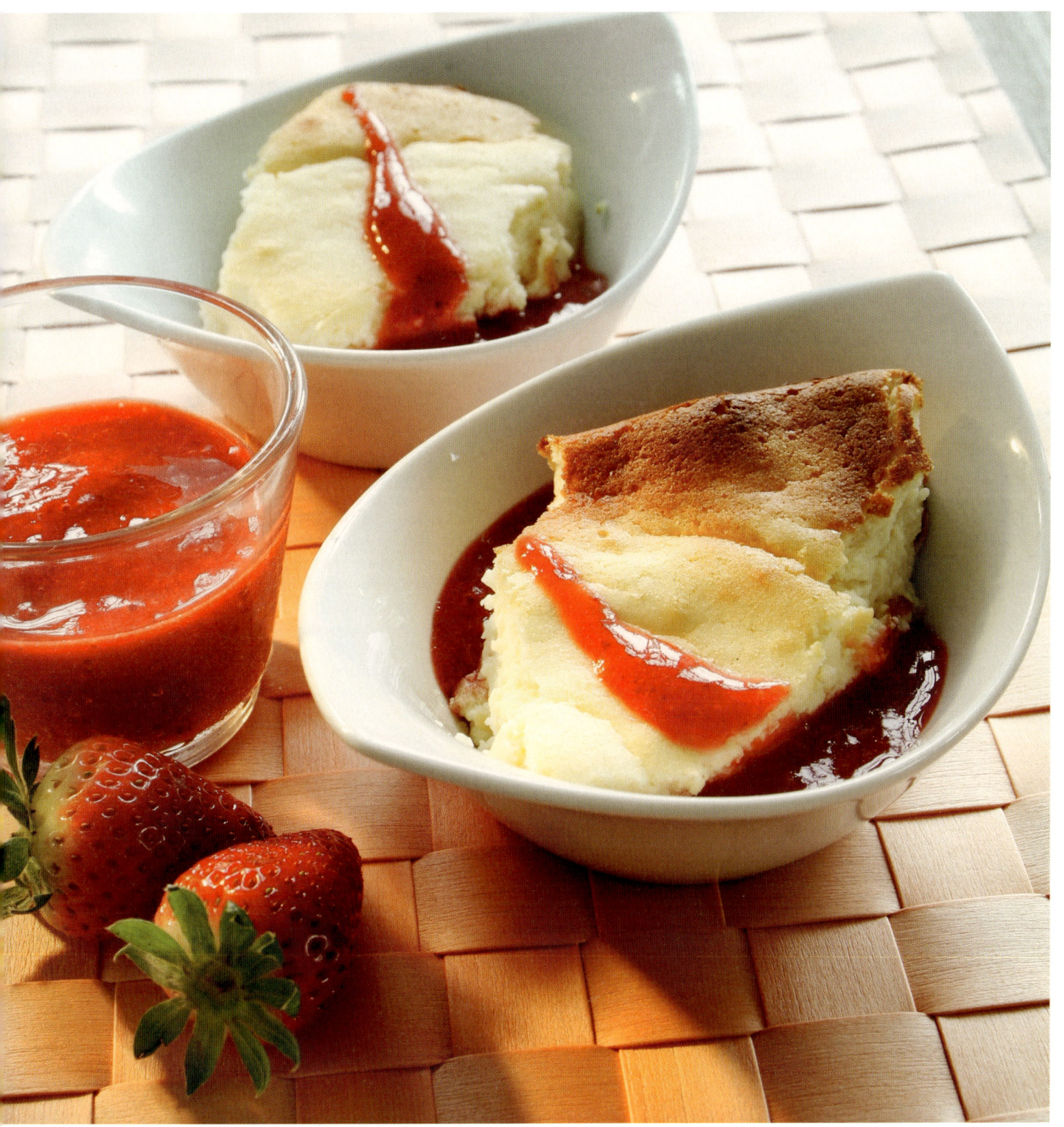

DESSERTS

Topfenpalatschinken

▶ Für 4 Personen

Palatschinken
½ l Milch · 2 bis 3 Eier · 1 Prise Meersalz · nach Bedarf
Dinkelmehl, fein gemahlen · etwas Butter

Topfenfüllung
100 g Butter · 3 EL Honig · 1 Vanillestange · ½ kg Topfen
(Quark) · 2 Eigelb

Milch zum Überbacken
¼ l Schlagsahne · ½ Tasse Milch · 1 EL Ahornsirup

- Milch mit Eiern und etwas Meersalz kräftig rühren. So viel
  Dinkelmehl dazurühren, dass die Masse weiterhin flüssig
  ist. 30 Minuten ruhen lassen. In einer heißen Pfanne mit
  wenig Butter dünne Palatschinken ausbacken und füllen.
- Für die Füllung Butter mit Honig und geschnittener Vanillestange schaumig rühren, Topfen und Eigelb dazugeben.
  Die Palatschinken mit Topfenmischung füllen. Zum Überbacken Milch, Schlagsahne und Ahornsirup gut verrühren.
  Die mit Topfen gefüllten Palatschinken in eine Auflaufform
  geben, mit der Sahnemilchmischung übergießen und
  15 Minuten überbacken.

Tipp

Vanillestangen verwenden Sie so: Der Länge nach auf-
schneiden und die Vanillemasse mit der Messerspitze
herauskratzen.

Kabinettpudding
mit Bananensauermilch

▶ Für 4 Personen

Kabinettpudding
5 altbackene Brötchen (oder die gleiche Menge in Würfel
geschnittenes Biskuit) · ¼ l warme Milch · 2 Packungen
Vanillezucker · 4 Eier · 100 g Honig · 1 Prise Zimt · 3 Äpfel,
geschnitten · 70 g Rosinen · 70 g Haselnüsse

Bananensauermilch
1 l Sauer- oder Buttermilch · 4 Bananen · 1 Prise Zimt

- Altbackene Brötchen oder Biskuitwürfel mit warmer
  Milch, Vanillezucker, Eiern, Honig und Zimt übergießen.
- Mit Apfelschnitten, Rosinen und Haselnüssen abwech-
  selnd in eine (Rehrücken-)Form drücken und 30 bis
  40 Minuten bei 180 °C backen.
- Für die Bananensauermilch die Zutaten gut mixen.
- Den Pudding in Schnitten schneiden und mit Bananen-
  sauermilch servieren.

Apfelkuchen

▶ Für 4 Personen

600 g Weizen, fein gemahlen · 300 g Butter, davon etwas als Butterflocken · 1 Ei · 2 EL Milch · 180 g Honig · 1½ kg Äpfel, klein gehobelt · 2 bis 3 EL Birnex · 100 g Rosinen · Schlagsahne je nach Bedarf zum Servieren

- Weizenmehl mit 300 g Butter vermengen. Ei (etwas Ei zum Bestreichen zurückbehalten), Milch sowie Honig einarbeiten und kühl stellen.
- Die Hälfte des Teiges auswalken und in eine große runde Tortenform geben. Mit gehobelten Äpfeln, Birnex, Rosinen und einigen Butterflocken belegen.
- Die andere Teighälfte darüber geben. Mit Ei bestreichen und 40 bis 50 Minuten backen. Ausgekühlt mit Schlagsahne servieren.

Apfeltopfenauflauf mit Vanillesoße

▶ Für 4 Personen

Apfeltopfenauflauf

150 g Butter · 100 g Honig · 4 Eigelb · 4 Eiweiß, steif geschlagen · 4 Vollkornbrötchen · ½ l Milch · 400 g Quark 4 Äpfel, geschnitten · 1 Vanillestange, entmarkt

Vanillesoße

½ l Milch · 1 EL Puddingpulver (aus dem Reformhaus) 1 Vanillestange · 1 TL Agar-Agar · 2 bis 3 EL Ahornsirup 1 bis 2 Eigelb

- Butter und Honig schaumig rühren. Eigelb dazugeben. Vollkornbrötchen in Milch einweichen und ausgedrückt mit Quark und Apfelstücken gut vermischen. Mit Vanille würzen und den Eischnee darunter heben. Die Masse in eine gefettete Auflaufform geben und 40 Minuten bei 180 °C backen.
- Für die Vanillesoße Milch aufkochen, Puddingpulver, Vanille sowie Agar-Agar einstreuen, gut durchrühren und nochmals aufkochen. Wenn die Masse etwas ausgekühlt ist, mit Ahornsirup und Eigelb verfeinern.

Maisgericht mit Äpfeln

▶ **Für 4 Personen**

120 g Maisgrieß · 0,375 l Milch
4 Eier · Zimt · 2 EL Rosinen · 1 Prise
Meersalz · 1 Vanillestange · 120 g
Butter · 5 große Äpfel, grob geraffelt
Pflaumenmus

- Maisgrieß mit Milch 2 Stunden ansetzen. Dann Eier, Zimt, Rosinen, Meersalz und Vanille dazugeben.
- Butter auf einem Backblech zergehen lassen. Die grob geraffelten Äpfel darüber geben und 15 Minuten im Backofen braten.
- Das Maisgrießgemisch auf die Äpfel verteilen. 10 Minuten im Ofen weiterbacken. Mit Pflaumenmus servieren.

Tipp
Das Maisgrießrezept können Sie auch als Hauptgericht genießen.

Rote Grütze

▶ **Für 4 Personen**

½ l Kirschsaft · 1 TL Agar-Agar
1 Vanillestange, fein geschnitten
1 Tasse Früchte (z. B. Erdbeeren, Heidelbeeren) · Birnex oder Honig
nach Geschmack · 1 Becher Schlagsahne, steif geschlagen

- Kirschsaft aufkochen, Agar-Agar und Vanille einrühren. Früchte dazugeben.
- Mit Birnex oder Honig süßen, in eine ausgespülte Form gießen und erkalten lassen. Mit Schlagsahne servieren.

Sanddorncreme

▶ **Für 4 Personen**

250 g Quark (Topfen) · 1 Becher
Sauerrahm · 7 EL Sanddornmus
1 EL Honig · 2 EL Haferflocken, geröstet

- Quark und Sauerrahm gut verrühren. Sanddornmus und Honig dazugeben.
- Geröstete Haferflocken vor dem Servieren darüber streuen.

Biskuittorte

▶ **Für 4 Personen**

Biskuit

6	Eigelb
250 g	Honig oder Birnex
5 EL	heißes Wasser
300 g	Dinkel, ganz fein gemahlen
1 TL	Backpulver
6	Eiweiß, steif geschlagen

Tortenfüllung

1	Tasse getrocknete Birnen
½	Tasse getrocknete Pflaumen
1	Tasse getrocknete Marillen (Aprikosen)
	warmes Wasser nach Bedarf
4 EL	Johannisbeergelee
	Schlagsahne zum Verzieren

- Eigelb mit Honig oder Birnex sehr schaumig schlagen, langsam heißes Wasser dazugeben. Dann Dinkelmehl und Backpulver nach und nach einrühren. Steifen Eischnee unter die Masse heben.
- Das Ganze in eine gefettete Tortenform füllen und 20 bis 30 Minuten bei Mittelhitze backen und auskühlen lassen.
- Für die Füllung getrocknete Birnen, Pflaumen und Marillen am Vortag in ein Schraubglas geben und mit warmem Wasser bedecken. Die eingeweichten Früchte dann pürieren und als Creme für die Torte verwenden.
- Die Torte ein- bis zweimal durchschneiden, mit der Fruchtcreme bestreichen und zusammensetzen. Obenauf mit Johannisbeergelee bestreichen und mit Schlagsahne verzieren.

Abendvariationen

Frühlingssuppe

▶ Für 4 Personen

1 Zwiebel, klein geschnitten
1 l Wasser · 1 Karotte, fein gerieben
1 Petersilienwurzel, in Würfel geschnitten · 1 Scheibe Sellerie,
geschnitten · 1 Stange Lauch, in
Ringe geschnitten · 2 bis 3 EL Dinkel,
grob geschrotet · 1 bis 2 Gemüsebrühwürfel · 1 TL Tamari (Sojasoße)
1 EL kalt gepresstes Öl · Kräuter,
fein geschnitten

- Die Zwiebel im Edelstahlkochtopf
  ohne Fett kurz anrösten. Wasser,
  Karotte, Petersilie, Sellerie und
  Lauchstange dazugeben und auf-
  kochen.
- Dinkelschrot einstreuen und
  10 Minuten ziehen lassen.
- Vor dem Servieren mit Gemüse-
  brühwürfel, Tamari und Öl würzen.
  Mit Kräutern nach eigenem
  Geschmack servieren.

TIPP
Tamari ist eine Sojasauce und
schmeckt ähnlich wie Maggi.

Bärlauchsuppe

▶ Für 4 Personen

½ l Wasser · 1 Knoblauchzehe,
zerdrückt · Meersalz · Gemüse-Hefe-
Brühe · 1 EL Dinkel, fein gemahlen
ca. ½ l Milch und Schlagsahne
mindestens 2 Handvoll Bärlauch,
klein geschnitten

- Wasser mit zerdrückter Knoblauchzehe aufkochen, mit Meersalz
  und Gemüse-Hefe-Brühe würzen,
  Dinkelmehl einrühren, mit Milch
  und Schlagsahne auf 1 l auffüllen.
  Bärlauch einstreuen. 5 Minuten
  mitköcheln und servieren.

TIPP
Sollte kein Bärlauch zur Verfügung
stehen, können Sie dieses Gericht
auch gut mit Lauch kochen. Lauch
hat jedoch eine längere Garzeit.

Brennnesselsuppe

▶ Für 4 Personen

1 l Wasser · 5 große Kartoffeln, in
Scheiben geschnitten · 1 Zwiebel,
geschnitten · 1 Stange Lauch, in
Scheiben geschnitten · 3 Handvoll
Brennnesselspitzen · Gemüse-Hefe-
Brühe · 1 EL Schlagsahne

- Wasser aufkochen, Kartoffeln,
  Zwiebel und Lauch dazugeben und
  10 Minuten kochen. Dann die
  Brennnesselspitzen hinein geben
  und 3 Minuten ziehen lassen.
- Mit Gemüse-Hefe-Brühe würzen.
- Schlagsahne zum Verfeinern unterrühren, Suppe mit dem Mixstab
  pürieren und sofort servieren.

TIPP
Bei diesem Rezept können die
Brennnesselspitzen durch
Blattspinat ersetzt werden.

Gemüsebrühe (Basenbrühe) mit Weizengrießklößchen

► Für 4 Personen

Gemüsebrühe

1 Zwiebel, in Scheiben geschnitten · 1½ l Wasser · 1 Scheibe Sellerie mit Grün · 1 Petersilienwurzel mit Grün · 2 Karotten, in Scheiben geschnitten · 2 Stangen Lauch, in Ringe geschnitten · 4 Kartoffeln, in Würfel geschnitten · 1 Tomate, in Scheiben geschnitten · Gemüse-Hefe-Brühe

Weizengrießklößchen

50 g weiche Butter · 1 Ei · 100 g Weizengrieß · 1 Prise Muskatnuss · Gemüse-Hefe-Brühe nach Geschmack · 1 EL Petersilie, fein geschnitten · Schnittlauch zum Bestreuen

- Zwiebelscheiben ohne Fett im Edelstahlkochtopf anrösten und mit Wasser aufgießen. Klein geschnittene Sellerie und Petersilienwurzel mit Grün, Karotten, Lauchringe, Kartoffelwürfel, Tomatenscheiben dazugeben, ½ Stunde kochen und abseihen.
- Die Brühe mit Gemüse-Hefe-Brühe würzen.
- Die weiche Butter schaumig rühren und Ei sowie Weizengrieß dazugeben. Etwas Muskatnuss dazu reiben, Gemüse-Hefe-Brühe und Petersilie gut unterrühren und 30 Minuten ruhen lassen.
- Mit einem Teelöffel kleine Klößchen formen und in die kochende Gemüsebrühe einlegen.
- 30 Minuten köcheln lassen. Mit Schnittlauch bestreuen und servieren.

Tipp

Die Gemüsebrühe lässt sich ganz leicht auch mit fertiger Gemüsebrühe als Pulver oder Würfel zubereiten, beispielsweise mit Cenovis oder Carissa.

Minestrone

► Für 4 Personen

1 Zwiebel, klein geschnitten · 1 l Wasser · 1 Liebstöckelzweig 2 Kartoffeln, in Würfel geschnitten · 2 Karotten, in Scheiben geschnitten · 1 Handvoll grüne Bohnen, in 2 cm lange Stücke geschnitten · 2 Stangen Lauch, fein geschnitten · einige Vollkornnudeln · etwas roher Spinat · einige Brennnesselspitzen einige Pilze, gedünstet · wenig Olivenöl · Gemüse-Hefe-Brühe Meersalz · Kräuter nach Geschmack zum Servieren · eventuell Parmesan

- Die Zwiebel ohne Fett anrösten, mit Wasser aufgießen. Darin Liebstöckel, Kartoffeln, Karottenscheiben, Bohnen, Lauch und Vollkornnudeln 10 Minuten kochen.
- Rohen Spinat, Brennnesselspitzen und gedünstete Pilze dazugeben und 5 Minuten ziehen lassen.
- Mit Olivenöl, Gemüse-Hefe-Brühe und Meersalz würzen. Mit Kräutern bestreuen und servieren.
- Eventuell Parmesan dazu reichen.

ABENDESSEN

Lauchcremesuppe

▶ Für 4 Personen

1 l Wasser · 5 Kartoffeln, in Scheiben geschnitten · 1 Zwiebel, geschnitten
3 Stangen Lauch, in Scheiben geschnitten · 1 bis 2 Gemüsebrühwürfel etwas Butter

- Wasser aufkochen, Kartoffeln, Zwiebel und Lauch ins kochende Wasser geben und alles zusammen 10 Minuten kochen. Behalten Sie einige Lauchringe zum Servieren zurück.
- Dann im Mixer pürieren, mit Gemüsebrühwürfel würzen, etwas Butter dazugeben und mit Lauch servieren.

Gemüsebrühe mit Kräuterknödeln

▶ Für 4 Personen

300 g Knödelbrot (trockene Brötchen in etwa 1 cm große Würfel geschnitten) · 1 Tasse Weizenkleie · 3 EL Weizen, gemahlen · 2 EL Zwiebeln, fein gehackt · Kräuter (tiefgekühlte Kräutermischung) · 1 TL Gemüse-Hefe-Brühe · 1 TL Tamari · Muskatnuss nach Geschmack · 2 Eier · etwas warme Milch

- Knödelbrot, Weizenkleie, Weizenmehl, Zwiebel, Kräutermischung, Gemüse-Hefe-Brühe, Tamari, Muskatnuss und Eier in eine Schüssel geben und mit warmer Milch einen Teig zubereiten.
- Kleine Knödel formen und in der Gemüsebrühe (Rezept siehe S. 82) 10 bis 15 Minuten kochen.

Hirseklößchensuppe

▶ Für 4 Personen

Hirseklößchensuppe

2 Eier · Gemüse-Hefe-Brühe
1 EL Milch · Hirsemehl nach Bedarf Kräuter, fein geschnitten · 1½ l Gemüsebrühe

- Eier schlagen, mit Gemüse-Hefe-Brühe würzen und mit Milch, Hirsemehl sowie Kräutern zu einem nicht zu festen Teig rühren.
- 30 Minuten ruhen lassen. In die kochende Gemüsebrühe die Hirseklößchen mit einem Teighobel hinein reiben.

Hafercremesuppe

▶ Für 4 Personen

4 EL Hafer, fein gemahlen, oder feine Haferflocken · 1 l Wasser · 1 Knoblauchzehe, zerdrückt · Gemüse-Hefe-Brühe · 1 EL Sauerrahm · Petersilie

– Hafermehl oder -flocken ohne Fett kurz anrösten, mit Wasser aufgießen und aufkochen.
– Mit Knoblauch, Gemüse-Hefe-Brühe, Sauerrahm und viel Petersilie würzen.

Gemüsebrühe mit Sojaschnitten

▶ Für 4 Personen

3 EL Sojagranulat (aus dem Reformhaus) · 1 Tasse heiße Gemüsebrühe (Rezept siehe Seite 82) · 2 Eier Petersilie, klein geschnitten · 1 Zwiebel, klein geschnitten · Gemüse-Hefe-Brühe nach Geschmack · kleine Scheiben Weizenvollkornbrot · wenig Öl

– Sojagranulat mit heißer Gemüsebrühe übergießen und 1 Stunde quellen lassen.
– Dann mit Eiern, Petersilie, Zwiebel und Gemüse-Hefe-Brühe nach Geschmack verrühren.
– Diese Masse auf kleine Scheiben Weizenvollkornbrot streichen und im Backofen toasten oder in wenig Öl backen.
– Die Schnitten werden sofort in die erhitzte Gemüsebrühe eingelegt und serviert.

Petersiliencremesuppe

▶ Für 4 Personen

1 Zwiebel, fein geschnitten · 1 l Wasser · 2 Petersilienwurzeln, geschnitten · 2 Kartoffeln, in Scheiben geschnitten · frische Petersilie, geschnitten · Gemüse-Hefe-Brühe nach Geschmack · 1 Prise Meersalz 3 EL Schlagsahne

– Zwiebel ohne Fett anrösten. Mit Wasser aufgießen. Petersilienwurzeln und Kartoffelscheiben dazugeben und 15 Minuten kochen.
– Mit viel geschnittenem frischem Petersiliengrün, Gemüse-Hefe-Brühe nach Geschmack, Meersalz und Schlagsahne würzen und alles zusammen mixen.

Tipp
Wenn Sie kein Freund von Petersilie sind, lässt sich die Suppe leicht abwandeln. Die Petersilie kann durch (fast) jedes andere Gemüse ersetzt werden, beispielsweise Pilze.

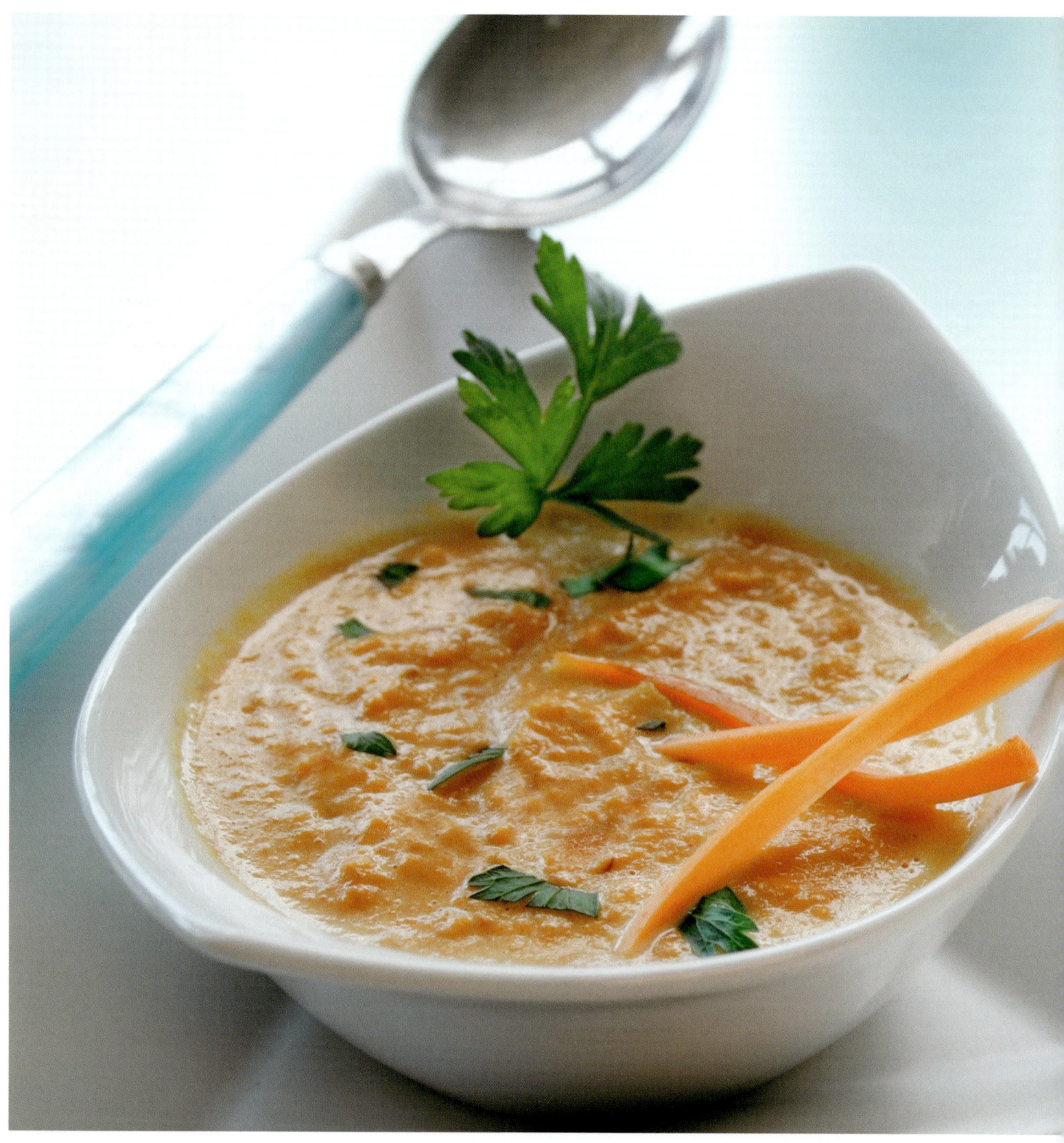

Selleriecremesuppe

▶ Für 4 Personen

1 Zwiebel · 1 l Wasser · 1 Sellerie, in
Scheiben geschnitten · 3 Kartoffeln,
in Scheiben geschnitten · Gemüse-
Hefe-Brühe · Meersalz · Schlagsahne
zum Verfeinern

- Zwiebel ohne Fett anrösten. Mit
  Wasser aufgießen. Sellerie- und
  Kartoffelscheiben dazugeben,
  20 Minuten kochen und nachher
  mixen.
- Mit Gemüse-Hefe-Brühe und
  Meersalz würzen und Schlagsahne
  zum Verfeinern einsetzen.

Frühlingskräuter-cremesuppe

▶ Für 4 Personen

1 Zwiebel, klein geschnitten · 1 l
Wasser · 4 Kartoffeln, in Scheiben
geschnitten · etwas Kümmel · 1 Lorbeerblatt · Meersalz · Gemüse-Hefe-
Brühe · ⅛ l Schlagsahne · 3 EL Kräuter, fein gewiegt (Brennnessel, Löwenzahn, Schafgarbe, Sauerampfer,
Gänseblümchen und Schnittlauch)

- Zwiebel ohne Fett anrösten, mit
  Wasser aufgießen, Kartoffelscheiben dazugeben, mit etwas Kümmel
  und dem Lorbeerblatt 15 Minuten
  kochen.
- Dann das Lorbeerblatt entfernen,
  die Suppe pürieren. Meersalz, Gemüse-Hefe-Brühe und Schlagsahne
  zum Abschmecken verwenden.
- Die Kräuter kurz vor dem Servieren
  daruntergeben.

Karottencremesuppe

▶ Für 4 Personen

1 Zwiebel, klein geschnitten
1 l Wasser · 200 g Brokkoliröschen
4 Karotten in Scheiben · 1 Prise Kümmel, gemahlen · Gemüse-Hefe-Brühe
Meersalz · Muskat · etwas Butter
etwas Rahm

- Zwiebel ohne Fett anrösten und
  mit Wasser aufgießen.
- Karottenscheiben dazugeben und
  mit Kümmel 10 Minuten kochen,
  dann Brokkoli dazugeben und
  5 Minuten weiterkochen.
- Mit Gemüse-Hefe-Brühe, Meersalz,
  Muskat, Butter und Rahm würzen,
  pürieren und servieren.

ABENDESSEN

Überbackener Chicorée mit Soße Tatare

▶ Für 4 Personen

Überbackener Chicorée

4 Chicorée · 1 Tasse Wasser mit wenig Essig und 1 Prise Salz
100 g Käse · bei Fleischhunger: 100 g Schinken, in Streifen
geschnitten · 1 EL Mehl zum Panieren · 1 Ei zum Panieren
1 EL Semmelbrösel zum Panieren · 2 EL Olivenöl

Soße Tartare

⅛ l Mayonnaise (mit möglichst wenig Fett) · ¼ l Sauerrahm
Gemüse-Hefe-Brühe · etwas Salz · 1 TL kaltgepresstes
Sonnenblumenöl · Schnittlauch, klein geschnitten

- Vom geputzten Chicorée den bitteren Kegel unten herausschneiden.
- Den ganzen Chicorée kurz in Essig-Salz-Wasser dünsten, abtropfen lassen, halbieren und mit Käse, eventuell auch mit Schinkenstreifen belegen.
- Die so vorbereiteten Chicoréehälften in Mehl, Eier und Semmelbröseln wenden und in Olivenöl backen.
- Für die Soße Majonnaise mit Sauerrahm glatt rühren, mit Gemüse-Hefe-Brühe, etwas Salz und Sonnenblumenöl würzen. Schnittlauch vor dem Servieren daruber streuen.

Tipp
Zerreiben Sie ein paar Pfefferminzblätter mit den Fingern und geben Sie dieses Pulver zur Soße Tartare.

Zwiebel-Champignon-Schnitte

▶ Für 4 Personen

150 g Butter · 150 g Quark (Topfen) · 200 g Dinkel, fein
gemahlen · 1 Ei · 1 Prise Meersalz · 700 g Zwiebeln, klein
geschnitten · 500 g Champignons, in dünne Scheiben
geschnitten · 150 g Käse, gewürfelt · Petersilie zum Bestreuen · Gemüse-Hefe-Brühe

- Butter, Quark, Dinkelmehl, Ei und Meersalz zu einem schnellen Blätterteig verrühren. Die Teigmasse ½ Stunde kalt stellen.
- Dann auswalken, bis der Teig etwa ½ cm hoch ist, und auf ein nasses Blech geben oder in eine nasse Backform. 15 Minuten vorbacken.
- In der Zwischenzeit die Zwiebeln ohne Fett anrösten, Champignons dazugeben und mit Gemüse-Hefe-Brühe gewürzt dünsten. Gut abgetropft auf den Teig geben und alles zusammen weitere 20 Minuten backen.
- Zum Schluss Käsewürfel über die Masse geben, nochmals mit Gemüse-Hefe-Brühe und Petersilie würzen und backen, bis der Käse zerlaufen ist.

Avocadocremesuppe
mit Zwiebelbrötchen

▶ Für 4 Personen

Avocadocremesuppe

1 Zwiebel, klein geschnitten · 1 l Wasser · 4 Kartoffeln, in Scheiben · 2 bis 3 Avocado, geschält und entsteint · Gemüse-Hefe-Brühe · Zitrone · Pfeffer · 2 EL Schlagsahne

Zwiebelbrötchen

400 g Weizen, fein gemahlen · 100 g Roggen, fein gemahlen 1 Päckchen Trockenhefe · 1 Ei · 1 TL Meersalz · 1 TL Kümmel, gemahlen · 1 EL Butter · 1 EL Haferflocken · etwa ¼ l Wasser-Milch-Gemisch · 250 g Zwiebeln, klein geschnitten

- Zwiebel ohne Fett anrösten und mit Wasser aufgießen. Kartoffelscheiben dazugeben und 15 Minuten kochen.
- Avocado hinein geben. Alles mixen und mit Gemüse-Hefe-Brühe, Zitrone, Pfeffer und Schlagsahne verfeinern.
- Für die Zwiebelbrötchen Weizen- und Roggenmehl, Trockenhefe, Ei, Meersalz, Kümmel, Butter, Haferflocken und das Wasser-Milch-Gemisch in eine Schüssel geben und mit Knethaken fest kneten und ruhen lassen.
- Inzwischen die Zwiebel anrösten, in den Teig rühren und gut durchkneten. Brötchen formen, auf das Blech setzen und gehen lassen. Bei 180 °C 25 bis 30 Minuten backen.

Kartoffelcremesuppe
mit Majoran

▶ Für 4 Personen

1 Zwiebel, klein geschnitten · 1 l Wasser · 5 Kartoffeln, in Scheiben geschnitten · ½ Stange Lauch, geschnitten · ½ TL Kümmel, gemahlen · 1 Lorbeerblatt · 1 Muskatblüte · Gemüse-Hefe-Brühe · Meersalz · Majoran · Saft von etwa ½ Zitrone 2 EL Schlagsahne

- Zwiebel ohne Fett anrösten und mit Wasser aufgießen. Kartoffelscheiben, Lauch, Kümmel, Lorbeerblatt sowie Muskatblüte dazugeben und 15 Minuten kochen.
- Lorbeerblatt und Muskatblüte wieder entfernen.
- Mit Gemüse-Hefe-Brühe, Meersalz, Majoran, Zitronensaft nach Geschmack und Schlagsahne verfeinern und pürieren.

ABENDESSEN

Basensuppe mit Grünkernklößchen

▶ Für 4 Personen

50 g Butter · Kräutersalz · Muskat
1 Ei · 100 g Grünkernschrot · Basensuppe (Rezept siehe Seite 81)

- Butter schaumig rühren, mit Kräutersalz und Muskat würzen. Dann Ei und Grünkernschrot einrühren.
- Die Masse ½ Stunde ruhen lassen. Kleine Klößchen formen und in die Suppe geben. ½ Stunde kochen.

Hausbrot, belegt mit Käse und Schinken

▶ Für 4 Personen

750 g Weizenmehl · 500 g Roggenmehl · 250 g Buttermilch · 25 g Meersalz · ½ l warmes Wasser · 2 Päckchen Trockenhefe · 2 EL Brotgewürz, gemahlen

- Alle Zutaten gut miteinander vermischen und kneten, bis sich der Teig von den Händen löst. 8 Stunden (über Nacht) gehen lassen, anschließend 1½ Stunden bei 180 °C backen.

Tipp

Denken Sie daran, dass der Teig für das Brot lange gehen muss.

Lauchsuppe

▶ Für 4 Personen

1 Zwiebel, fein geschnitten · 500 g Lauch, in feine Streifen geschnitten
1 l Wasser · 1 Gemüsebrühwürfel
1 Tasse Schlagsahne

- Zwiebel und Lauch ohne Fett anrösten, mit Wasser aufgießen. Gemüsebrühwürfel dazugeben und aufkochen. Nach 10 Minuten Kochzeit abschalten und Schlagsahne einsprudeln lassen. Dazu Käsebrötchen servieren.

Tipp

Dazu schmecken gebackene Käsebrötchen: Scheiben vom Hausbrot im Backofen vortoasten, mit Käse belegen und nochmals überkrusten.

Frühlingszwiebelsuppe mit Grünkern

▶ **Für 4 Personen**

1 Zwiebel, klein geschnitten
1 l Wasser
1 Karotte, fein geraspelt
½ Petersilienwurzel, gewürfelt
1 Stück Sellerie, klein geschnitten
2 EL Grünkernschrot
Gemüse-Hefe-Brühe
Tamari
Meersalz
Distelöl

- Zwiebel ohne Fett anrösten und mit Wasser aufgießen. Das Gemüse dazugeben und 15 Minuten kochen.
- Dann Grünkernschrot einstreuen und 10 Minuten ziehen lassen. Mit Gemüse-Hefe-Brühe, Tamari, Meersalz und Distelöl würzen.

Buchweizensuppe

▶ **Für 4 Personen**

1 Zwiebel, klein geschnitten
1 l Wasser
1 Stange Lauch, in Ringe geschnitten
1 Stück Sellerie, klein geschnitten
3 EL Buchweizenmehl
Gemüse-Hefe-Brühe
Meersalz
4 EL Brennnesselspitzen
2 EL Schnittlauch
4 Scheiben Brot mit Butter
bei Fleischhunger:
4 Scheiben Putenschinken

- Zwiebel ohne Fett anrösten und mit Wasser aufgießen. Lauch und Sellerie dazugeben und aufkochen.
- Buchweizenmehl ohne Fett anrösten, in die Suppe rühren und 10 Minuten quellen lassen.
- Mit Gemüse-Hefe-Brühe und Meersalz würzen und mit Brennnesselspitzen und Schnittlauch servieren. Dazu eventuell eine Scheibe Brot mit Butter (und Putenschinken).

Zucchinicremesuppe

▶ **Für 4 Personen**

   1 Zwiebel, klein geschnitten
   1 l Wasser
   4 Kartoffeln, in Scheiben geschnitten
   1 Karotte, in Scheiben geschnitten
   1 Scheibe Sellerie
300 g Zucchini, in Scheiben
    geschnitten
   1 Lorbeerblatt
  2 EL Schlagsahne
    etwas Butter
    Gemüse-Hefe-Brühe
    Meersalz
    Petersilie zum Bestreuen

- Zwiebel ohne Fett anrösten und mit Wasser aufgießen. Kartoffel-, Karotten-, Sellerie- und Zucchinischeiben sowie Lorbeerblatt dazugeben, 20 Minuten kochen.
- Das Lorbeerblatt wieder entfernen, die Suppe pürieren und mit Schlagsahne, Butter, Gemüse-Hefe-Brühe und Meersalz würzen, mit Petersilie servieren.
- Obenauf ein Sahnetupfer.

Tipp

Verwenden Sie häufig Zucchini, denn diese haben nur sehr wenig Kalorien und sind wesentlich wasserärmer, aber viel mineral- und vitaminreicher als die nahe verwandte Gurke.

Currysuppe

▶ **Für 4 Personen**

  3 EL Weizenmehl
   1 l Milch
   1 Zwiebel, klein geschnitten
    Gemüse-Hefe-Brühe
   1 Prise Meersalz
    Tamari
    Currypulver
    etwas Knoblauch
  ⅛ l Schlagsahne
 1 TL Honig
 1 EL gerösteter Sesam

- Weizenmehl in einer Edelstahlpfanne ohne Fett rösten und abkühlen lassen, dann Milch unter Rühren dazugeben und aufkochen lassen.
- Zwiebel ohne Fett anrösten und zur Milch geben, 5 Minuten leicht kochen lassen.
- Mit Gemüse-Hefe-Brühe, Meersalz, Tamari, Currypulver und einer Spur Knoblauch würzen. Schlagsahne steif schlagen, mit Honig mischen und im Teller auf die Suppe geben. Vor dem Servieren mit geröstetem Sesam bestreuen.

Tipp

Dosieren Sie die Currygabe je nach verwendeter Currymischung. Die Mischungen können sehr verschieden sein.

Leinsamenbrötchen

▶ Für 4 Personen

Leinsamenbrötchen
600 g Weizen, fein gemahlen · 400 g Dinkel, fein gemahlen
100 g Leinsamen · etwa ¾ l warme Milch · 2 TL Meersalz
1 TL Kümmel · Koriander · 50 g zerlassene Butter · 1 bis 2
Päckchen Trockenhefe · Milch zum Bestreichen · 2 EL Sesam

Knoblauchbutter
150 g Butter · 1 EL Sanddornmus mit Honig · Gemüse-Hefe-
Brühe · 5 Knoblauchzehen, zerdrückt

- Butter und Sanddornmus schaumig rühren. Mit Gemüse-
  Hefe-Brühe abschmecken und Knoblauch hineindrücken.
- Alle Zutaten außer dem Sesam vermengen, fest kneten
  und gehen lassen.
- Der Teig soll nicht fest sein. Die Masse verdoppelt sich.
  Brötchen oder Zöpfchen formen, mit Milch bestreichen
  und mit Sesam bestreuen.
- 20 bis 30 Minuten bei Mittelhitze backen. Diese Masse er-
  gibt ca. 40 Brötchen.
- Für die Knoblauchbutter Butter und Sanddornmus schau-
  mig rühren. Mit Gemüse-Hefe-Brühe abschmecken und
  Knoblauch hineindrücken.

Süße Hirse

▶ Für 4 Personen

200 g Hirse, heiß gewaschen · 0,4 l Wasser-Milch-Gemisch
1 Prise Meersalz · ⅛ l Schlagsahne · 100 g Honig oder Agavensirup · 1 Prise Zimt · 1 Prise Vanille · 1 Ei · 1 EL geriebene
Zitronenschale · Früchte zum Belegen · 2 Eiweiß, steif
geschlagen · 2 EL Ahornsirup · Fett für die Auflaufform

- Hirse im Wasser-Milch-Gemisch mit Meersalz aufkochen
  und 25 Minuten quellen lassen. Schlagsahne mit Honig
  oder Agavensirup, Zimt und Vanille, Ei und Zitronenschale
  gut anrühren und unter die Hirse mischen.
- Die Hälfte der Hirsemasse in eine gefettete Auflaufform
  geben und mit Früchten belegen. Mit der restlichen Hirse
  abdecken und 20 Minuten überbacken.
- Zum festen Eiweiß langsam Ahornsirup dazugeben, noch
  einmal aufschlagen, auf die Hirse streichen und nochmals
  5 Minuten überbacken.

Tipp

**Besonders gut zum Belegen eignen sich Äpfel,
Aprikosen, Johannisbeeren oder Kirschen.**

Auswahl empfehlenswerter Produkte

Zell Basic – eine Kombination von Schüßler-Salzen, damit Abnehmen gelingt

Zell Basic ist eine komplexe Mischung aus Mineralstoffen nach Dr. Schüßler zum Entschlacken und Abnehmen in Pulverform. Unterstützend und entlastend ist sie vor allem für alle jene Menschen, die viele Diäten hinter sich haben und oft in dem bekannten Jojo-Teufelskreis gefangen sind. Die Mineralstoffmischung fördert den Schadstoff- und Säureabtransport aus dem Bindegewebe. Viele Anwender berichten, dass eine massive Entsäuerung durch die Einnahme dieser Schüßler-Salz-Mischung eingeleitet wird. Im Organismus wird ein Reinigungsprozess in Gang gesetzt, wodurch sich das Gewicht reduzieren kann.

Parallel zur Einnahme von Zell Basic ist das Baden mit BaseCare sehr empfehlenswert, weil es einerseits die Schadstoff abbauenden Vorgänge, aber auch die Entsäuerung über die Haut anregt und damit die von dieser komplexen Mineralstoffmischung angekurbelten Stoffwechselvorgänge wesentlich unterstützt. Während einer Kur mit Zell Basic sollte unbedingt auf ausreichendes Trinken geachtet werden. Ein Reinigungs- und Entschlackungstee dünn angesetzt, unterstützt und fördert die von Niere und Leber durchgeführten Ausscheidungsprozesse.

BaseCare – das basische Bad der Adler Pharma

Das Basenbad erzeugt durch die basische Wirkung einen osmotischen Druck, der die Säureablagerungen unter der Haut entfernt. Das Schwitzen im warmen Badewasser bewirkt, dass auch die Schadstoffablagerungen aus dem Gewebe abgeleitet werden können. Dadurch wird eine enorme Entlastung des Organismus erreicht. Außerdem werden durch ausgewählte Zutaten die austretenden Schadstoffe gebunden, sodass sie vom Körper nicht wieder aufgenommen werden.

Das Bad eignet sich besonders für Menschen, die unter Schadstoffbelastungen leiden. Viele Schadstoffe gelangen direkt unter die Oberfläche der Haut. Bei starker Sonneneinstrahlung wird die mit Schadstoffen belastete Flüssigkeit beweglich, kann allerdings nicht aus dem Körper austreten und bildet kleine helle, leicht grünliche Wasserbläschen, die stark jucken. Erst nachdem kräftig gekratzt, die Haut meist verletzt wurde, kann die Flüssigkeit austreten und der Juckreiz wird leichter. Dieselbe Belastung ist auch Auslöser einer Sonnenallergie. Bei belasteten Menschen befinden sich oft Säureablagerungen ebenfalls direkt unter der Haut. Sie bilden den scharfen Schweiß, der eine empfindliche Haut durchaus angreift, was zu Rötungen führen kann.

Viele juckende Ekzeme, Ausschläge, aber auch schwere Hauterkrankungen stehen mit Belastungen in Zusammenhang, die in Schwächen im Ausscheidungsvorgang ihren Ursprung haben. Im gesunden Organismus werden die Säuren über die Nieren und die Schlacken über die Leber ausgeschieden. BaseCare kann helfen, den Organismus zu entlasten.

Dazu – Evocell Körpercreme: Damit beim Abnehmen »die Haut nicht zu groß wird«! Diese Körpercreme sollte auch bei Cellulite, die für Frauen oft ein großes Problem darstellt, angewendet werden. Dafür wurde die Mineralstoffkombination zusammengestellt, die in dieser Creme enthalten ist: Die Mineralstoffe erhalten die Elastizität der Haut, regulieren den außer Kontrolle geratenen Proteinstoffwechsel und reduzieren die im Gewebe gelagerte Säure. Schadstoffe werden abtransportiert. Dadurch wird das Bindegewebe gestrafft. Eingebaut sind die Mineralstoffe in eine Creme, die hervorragend geeignet ist, die Haut zu pflegen. Ein Anteil an Olivenöl wirkt zusätzlich straffend und fördert die Hautdurchblutung. Das Hautbild wird verfeinert und die Haut fühlt sich samtig weich an. Die Körpercreme enthält Panthenol, Jojobaöl und einen natürlichen NMF-Faktor, aber keine Duftstoffe.

Reinigungs-und Entschlackungstee

Als wesentlicher Bestandteil einer Reinigungskur und zur Unterstützung beim Abnehmen wird das Trinken von Kräutertee empfohlen. Der Reinigungs- und Entschlackungstee Adler Pharma ist so zusammengestellt, dass einerseits eine vermehrte Ausscheidung über die Harnwege eintritt, andererseits wird besonders auch der Zellstoffwechsel angeregt und die Schadstoffausscheidung dadurch gefördert. Beide Ausscheidungswege, Niere und Leber, werden angeregt und gestärkt.

Zu beachten ist, dass Menschen mit Ödemen und eingeschränkter Nieren- oder Herztätigkeit solche Tees nicht trinken sollen. Auch schwangere oder stillende Frauen dürfen diesen Tee nicht trinken.

Zubereitung: ¼ Teelöffel Tee mit 1 bis 1,5 Liter siedendem Wasser übergießen und 5 bis 7 Minuten stehen lassen. Dann abseihen und mehrere Tassen über den Tag verteilt trinken.

Bei der Teezubereitung ist besonders auf die Zubereitungsvorschrift zu achten! Denn diese außerordentliche Verdünnung des Tees ist wichtig, damit der Körper angeregt wird, die Schadstoffe auszuscheiden. Eine Überladung durch eine zu starke Konzentration des Teeaufgusses würde den Körper belasten und die Ausscheidung behindern.

HEPAXEN Adler Pharma

Hepaxen ist eine biochemische Mischung nach Dr. Schüßler, die besonders zur Ausleitung von belastenden chemischen Fremdstoffen und zur Unterstützung der Leber geeignet ist. Es geht grundsätzlich um eine Ausleitung von Schadstoffen, Säuren, oxidativen Abfallprodukten und Schwermetallen im Rahmen einer Schüßler-Begleitung.

Adressen und Angebote der Autoren

Thomas Feichtinger
Caspar-Vogl-Straße 8
A-5700 Zell am See, Österreich
Tel.: 0043/(0)65 42/5 38 10
Fax: 0043/(0)65 42/5 38 10/5 00
E-Mail: thomas.f@gba.at

Angebote und Tätigkeiten:
- Mineralstoffe nach Dr. Schüßler: Einzelberatung, Vorträge, Seminare, Ausbildung
- Energiefeld des Menschen: Einzelberatung, Vorträge, Seminare
- Persönlichkeitsbildung: Krisenintervention, Einzelberatung, Supervision, Seminare
- Vorsitzender und Ausbildungsleiter der GBA

**Mag. pharm.
Susana Niedan-Feichtinger**
Brucker Bundesstraße 25 A
A-5700 Zell am See, Österreich
Tel.: 0043/(0)65 42/5 50 44
Fax: DW 4
E-Mail: susana.nf@adler-pharma.at

Angebote und Tätigkeiten:
- Mineralstoffe nach Dr. Schüßler: Einzelberatung, Vorträge, Seminare, spezielle Einführung für Apotheker, Ausbilderin und Referentin der GBA
- Im Rahmen der Apotheke: Arzneimittelberatung, Homöopathie, Blütenessenzen nach Dr. Bach, Hausapotheke, Naturheilweisen

Vorträge, Seminare, Ausbildung, Auskünfte

Gesellschaft für Biochemie nach Dr. Schüßler und Antlitzanalyse: Die Gesellschaft hat es sich zur Aufgabe gemacht, die von Dr. Schüßler begründete Mineralstofflehre zu pflegen, das Wissen darüber zu verbreiten und die von Kurt Hickethier gegründete Antlitzanalyse weiterzuentwickeln und zu fördern.

Caspar-Vogl-Straße 8
A-5700 Zell am See
Tel. 00 43/(0)65 42/5 38 10-14
E-Mail: gba@gba.at

Anfragen zu Produkten aus der Biochemie nach Dr. Schüßler

Adler Pharma Produktion und Vertrieb GmbH
Brucker Bundesstraße 25 A
A-5700 Zell am See, Österreich
Tel.: 0043/(0)65 42/5 50 44
Fax: DW 4
E-Mail: adler-pharma@ schuesslermineralstoffe.at
www.schuessler-mineralstoffe.at

Literatur

Feichtinger, Thomas, Niedan, Susana, Mandl, Elisabeth: **Handbuch der Biochemie.** Karl F. Haug Verlag, Stuttgart 2005.

Feichtinger, Thomas, Niedan, Susana: **Antlitzanalyse in der Biochemie nach Dr. Schüßler.** Der Bildatlas. Karl F. Haug Verlag, Stuttgart 2007.

Feichtinger, Thomas: **Psychosomatik und Biochemie nach Dr. Schüßler.** Karl F. Haug Verlag, Stuttgart 2003.

Feichtinger, Thomas: **Biochemie nach Dr. Schüßler bei Hautkrankheiten und Allergien.** Karl F. Haug Verlag, Stuttgart 2005.

Feichtinger, Thomas, Niedan, Susana: **Schüßler für Körper und Seele.** Karl F. Haug Verlag, Stuttgart 2004.

Feichtinger, Thomas, Niedan, Susana: **Gesund durchs Jahr mit Schüßler-Salzen.** Trias Verlag, Stuttgart 2011.

Feichtinger, Thomas, Niedan, Susana: **Gesund abnehmen mit Schüßler-Salzen.** Trias Verlag, Stuttgart 2011.

Feichtinger, Thomas, Niedan, Susana: **Praxis der Biochemie nach Dr. Schüßler.** Karl F. Haug Verlag, Stuttgart 2004.

Feichtinger, Thomas, Niedan, Susana: **Schüßler Salze für Frauen.** Karl F. Haug Verlag, Stuttgart 2007.

Feichtinger, Thomas, Niedan, Susana: **Schüßler Salze für Ihr Kind.** Trias Verlag, Stuttgart 2011.

Feichtinger, Thomas, Niedan, Susana: **Schüßler Salze kurz & bündig.** Karl F. Haug Verlag, Stuttgart 2007.

Feichtinger, Thomas, Niedan, Susana: **Schüßler Beauty.** Karl F. Haug Verlag, Stuttgart 2004.

Feichtinger, Thomas, Niedan, Susana: **Schüßler Salze und Ernährung.** Karl F. Haug Verlag, Stuttgart 2005.

Feichtinger, Thomas, Niedan, Susana: **Das Schüßler-Buch der Lebenskunst.** Karl F. Haug Verlag, Stuttgart 2007.

Stichwortverzeichnis

A
Ablagerungen 68
Abnehmen 58
  körperliche Ebene 11
  mit Schüßler-Salzen 60
  seelische Ebene 11
Alkohol 63
Allergien
  Behandlung mit Schüßler-Salzen 50
  Neigung zu 50

B
Bauchspeicheldrüse 63
Bewegung 82
Bewegungsfähigkeit, eingeschränkte 48
Bittersalz 85
Blähungen 67
Blutzucker 10

D
Darmreinigung 60, 89
Diabetiker 33

E
Einlauf 84
Entgiftung 35
Entschlacken 88
Entschlackung 35, 44, 68
Ernährung 9
Ernährungsumstellung 79

Essverhalten 10
  Frustesser 10
  Gewohnheitsesser 10
  Kummeresser 10
  Lustesser 11
  Resteverwerter 10
  Stressesser 11

F
Fasten 54
Fett 40, 49
Fettstoffwechsel 41
Flüssigkeitszufuhr 75

G
Gemüsebrühe, basische 82
Gewichtszunahme 8, 49
  äußere Ursachen 8
  Hintergründe 37
  innere Ursachen 10
Gicht 65

H
Harn 74
Harnsäurebelastung 39
Hauterkrankungen, chronische 62
»heiße« Sieben 22
Hungergefühl, diffuses 11
Hypoglykämie 9

K
Körperreinigung 63
Kaffee 75
Kohlenhydrate 40, 64

L
Leistungsfähigkeit, sinkende 48

M
Mineralstoffbad, basisches 71
  Anwendung 72
  Wirkung 71
Mineralstoffbereiche, siehe Mineralstoffe 14
Mineralstoffe 14
  Mikrobereich 14
  physiologisches Gleichgewicht 15
Mineralstoffhaushalt 14
  Steuerung 15
Mineralstoffmangel 52, 55
Mineralstoffmangel, Folgen 52
Mineralstoffpräparate, handelsübliche 16
Mineralstoffspeicher 31

N
Nahrungsmittel-industrie 9

Nieren 65

P
Protein 38, 49
Proteinstoffwechsel 39
Purinstoffwechsel 39

R
Regeneration 35
Reinigungs- und Entschlackungstee 74, 76
  Zubereitung 78
Rheuma 65

S
Säure 44
  abbauen 64
Säureschaukel 45
Süßes 9
Schüßler-Mineralstoffe 16
  12 bedeutendste 17
  Einnahme 33
  Potenzierung 16
  Reaktionen nach Einnahme 34
  Verdünnung 16
  wichtige Kombinationen 30
Schüßler, Dr. Wilhelm Heinrich 15
Schadstoffe 42, 47, 49
  chemische Produkte 42

Schlacken 42, 68
Speisen
  basenbildende 81
  basische 81
  säurebildende 81
  saure 81
Stoffwechsel, überlasteter 48
Stoffwechsel-blockaden 38
  chemische Stoffe 45
  Fett 40
  Protein 38
  Säure 44
  Schadstoffe 42
Stoffwechselgifte 35

T
Tee 76
Transfette 40
Trinken 74

U
Übersäuerung 44
  Reaktion auf 64
Umweltvergiftung 46
Unterzucker 9

V
Verstopfung 67

Z
Zellstoffwechsel 14

Rezeptverzeichnis

A

Apfel Crumble   120
Apfelkuchen   123
Apfeltopfenauflauf mit Vanillesoße   123
Auberginen in Rahmsoße
   mit Kartoffelpüree   105
Avocadocremesuppe
   mit Zwiebelbrötchen   133

B

Bärlauchsuppe   126
Basensuppe mit Grünkernnockerl   134
Biskuittorte   125
Blumenkohl überbacken
   mit Bouillonkartoffeln   114
Brennnesselsuppe   126
Brie im Kräutermantel   116
Buchweizen-Spinat-Omelette   110
Buchweizensuppe   135
Buchweizentopf mit Gemüse   101

C

Currysuppe   136

D

Dinkelfladen   98
Dinkellaibchen mit buntem Gemüse
   und Schnittlauchsoße   113

F

Fastenspeise der Buddhisten   105
Frühlingskräutercremesuppe   131
Frühlingssuppe   126
Frühlingszwiebelsuppe mit Grünkern   135

G

Gebratenes Fischfilet   108
Gefüllte Frühlingsrolle mit Zwiebeldipp   102
Gemüsebrühe mit Sojaschnitten   129
Gemüsebrühe (Basenbrühe)
   mit Weizengrießnockerl   127
Gemüsebrühe mit Kräuterknödeln   128
Gemüsegulasch   104
Gemüseomelette überbacken   117
Gemüseschnitzel mit Soße Orientale   111
Gemüsetarte   114

Getreidebraten mit Käsesoße   100
Grahambrötchen   98
Griechischer Cocktail   116

H

Hafer-Frischkornmüsli mit Erdbeermilch   96
Hafercremesuppe   129
Hausbrot, belegt mit Käse und Schinken   134
Hirseauflauf pikant   118
Hirsenachtisch mit Fruchtsoße   120
Hirsenockerlsuppe   128

I

Indischer Reistopf mit Currysoße   101

J

Joghurt-Kleie-Brot   98

K

Käse-Walnuss-Soße   110
Kabinettpudding mit
   Bananensauermilch   122
Karottencremesuppe   131
Karottenrahm-Gemüse   108
Kartoffel-Champignon-Suppe   106
Kartoffel-Nuss-Krapfen   107
Kartoffelauflauf mit Käsesoße   106
Kartoffelcremesuppe mit Majoran   133
Kartoffelgemüsebratling
   mit Brokkolicreme   117
Kleiner Rohkostteller mit Sanddornsoße   104
Kohlschnitzel mit Schnittlauchflip   115
Krautroulade mit pikanter Füllung
   und Tomatensoße   119

L

Lasagne und Endiviencocktail   112
Lauchcremesuppe   128
Lauchsuppe   134
Leinsamenbrötchen   137
Linsensuppe   116

M

Maisgericht mit Äpfeln   124
Milchbrot   99
Minestrone   127

N

Nudelauflauf mit Gemüse,
   Käse und Rahmsoße   107

P

Petersiliencremesuppe   129
Pilzsoße mit Majoran und Wildreis   118

R

Reisbraten mit Lauch und
   Champignons an Tomatensoße   102
Rohkostteller mit Salatsoße   108
Rote Grütze   124
Rote-Bete-Rohkost mit Meerrettichdipp   119

S

Süße Hirse   137
Salat vital   110
Sanddorncreme   124
Schoko-Nuss-Pudding   120
Selleriecremesuppe   131
Sellerieschnitzel mit Kartoffelkressesalat
   und Remouladensoße   113

T

Topfenpalatschinken   122

U

Überbackener Chicorée mit Soße Tatare   132

V

Vollkornbrötchen mit Frischkäse   105

W

Waldorff-Cocktail, und Putenbrust   115
Waldsoße mit Serviettenknödel
   und Rotkraut   111
Warmes Dinkelmüsli   96

Z

Zucchinicremesuppe   136
Zwiebel-Champignonschnitte   132

Bibliografische Information der
Deutschen Nationalbibliothek
Die Deutsche Nationalbibliothek verzeichnet diese
Publikation in der Deutschen Nationalbibliografie;
detaillierte bibliografische Daten sind im Internet
über http://dnb.d-nb.de abrufbar.

Programmplanung: Sibylle Duelli
Redaktion: Dr. Sabine Klonk
Bildredaktion: Christoph Frick

Umschlaggestaltung und Innenlayout:
Cyclus · Visuelle Kommunikation, Stuttgart

Bildnachweis:
Umschlagfoto vorn: Picture Press
Umschlagfotos hinten: Chris Meier, Stuttgart
Abbildungen im Innenteil:
Heinz G. Beer, Oberasbach: S. 18, 19, 20, 21, 22, 23, 24; Chris Meier,
Stuttgart: S. 27, 33, 97, 103, 109, 121, 130; Picture Press: S. 3;
Westend61: S. 4, 5, 12, 17, 36, 43, 51, 56, 59, 66, 73, 86

1. und 2. Auflage Haug Verlag
3., vollständig überarbeitete Auflage 2011

© 2002 Haug Verlag, Stuttgart, in MVS Medizinverlage Stuttgart
© 2011 TRIAS Verlag in
MVS Medizinverlage Stuttgart GmbH & Co. KG
Oswald-Hesse-Straße 50, 70469 Stuttgart

Printed in Germany

Satz: Ziegler und Müller, Kirchentellinsfurt
gesetzt in: APP/3B2, Version 9.1 Unicode
Druck: Offizin Andersen Nexö Leipzig GmbH, Zwenkau

Gedruckt auf chlorfrei gebleichtem Papier

ISBN 978-3-8304-3863-2   1 2 3 4 5 6

Wichtiger Hinweis: Wie jede Wissenschaft ist die Medizin ständigen Entwicklungen unterworfen. Forschung und klinische Erfahrung erweitern unsere Erkenntnisse, insbesondere was Behandlung und medikamentöse Therapie anbelangt. Soweit in diesem Werk eine Dosierung oder eine Applikation erwähnt wird, darf der Leser zwar darauf vertrauen, dass Autoren, Herausgeber und Verlag große Sorgfalt darauf verwandt haben, dass diese Angabe dem **Wissensstand bei Fertigstellung des Werkes** entspricht.

Die Ratschläge und Empfehlungen dieses Buches wurden von Autor und Verlag nach bestem Wissen und Gewissen erarbeitet und sorgfältig geprüft. Dennoch kann eine Garantie nicht übernommen werden. Eine Haftung des Autors, des Verlages oder seiner Beauftragten für Personen-, Sach- oder Vermögensschäden ist ausgeschlossen.

Geschützte Warennamen (Warenzeichen) werden **nicht** besonders kenntlich gemacht. Aus dem Fehlen eines solchen Hinweises kann also nicht geschlossen werden, dass es sich um einen freien Warennamen handelt.

Das Werk, einschließlich aller seiner Teile, ist urheberrechtlich geschützt. Jede Verwertung außerhalb der engen Grenzen des Urheberrechtsgesetzes ist ohne Zustimmung des Verlages unzulässig und strafbar. Das gilt insbesondere für Vervielfältigungen, Übersetzungen, Mikroverfilmungen und die Einspeicherung und Verarbeitung in elektronischen Systemen.

SERVICE

Liebe Leserin, lieber Leser,

hat Ihnen dieses Buch weitergeholfen? Für Anregungen, Kritik, aber auch für Lob sind wir offen.
So können wir in Zukunft noch besser auf Ihre Wünsche eingehen. Schreiben Sie uns, denn Ihre Meinung zählt!

Ihr TRIAS Verlag
E-Mail Leserservice: heike.schmid@medizinverlage.de
Lektorat TRIAS Verlag, Postfach 30 05 04, 70445 Stuttgart, Fax: 0711 89 31-748

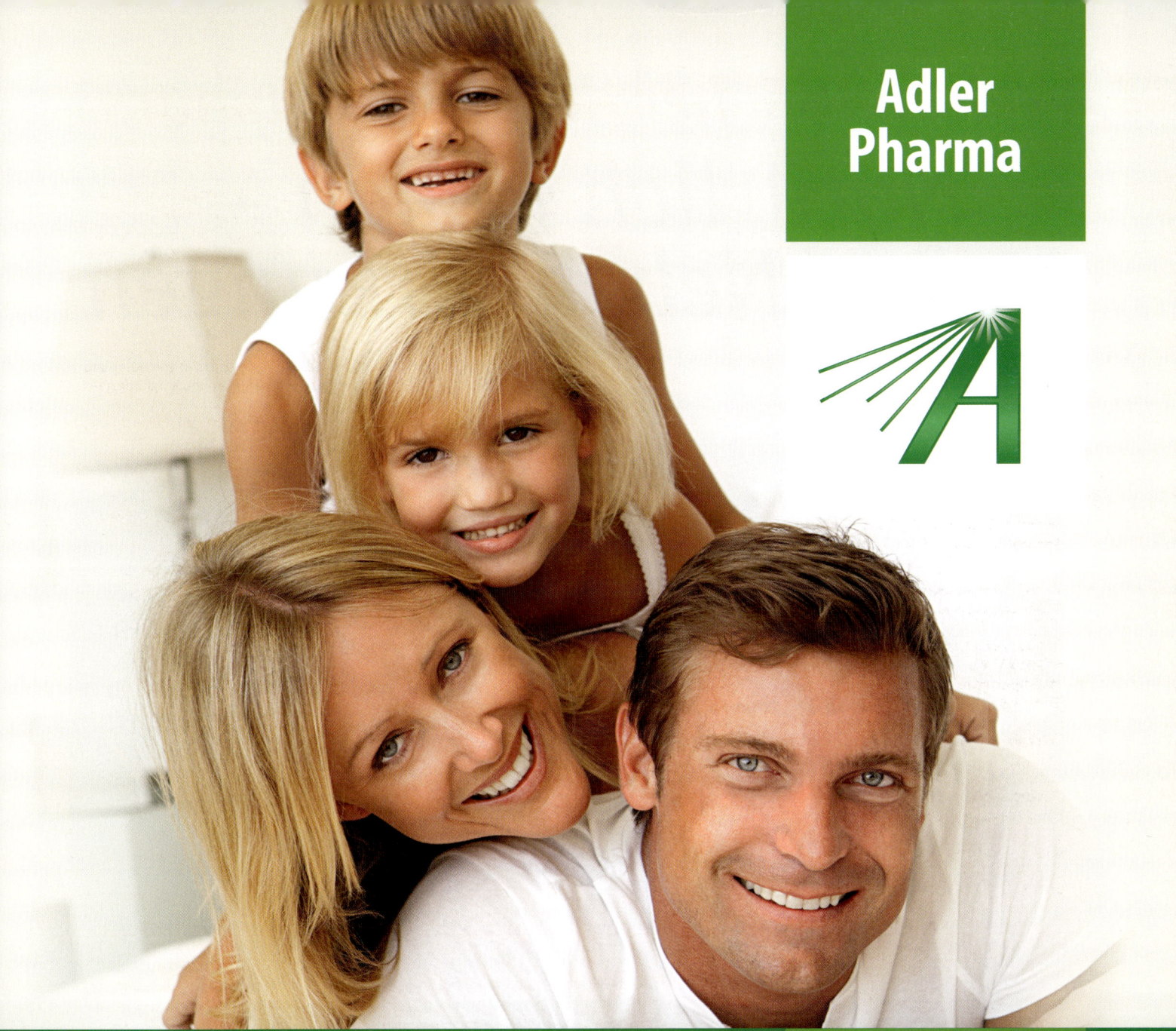

Schüßler Salze
Mineralstoffe des Lebens

Adler Pharma

Adler Pharma Produktion und Vertrieb GmbH

Brucker Bundesstr. 25 A • 5700 Zell am See
Tel.: 0043 (0) 6542 / 55044 • Fax: / 55044-4
adler-pharma@schuessler-mineralstoffe.at
www.schuessler-mineralstoffe.at

Weitere Bücher des Autorenpaars

Natürlich Heilen – ohne Nebenwirkungen

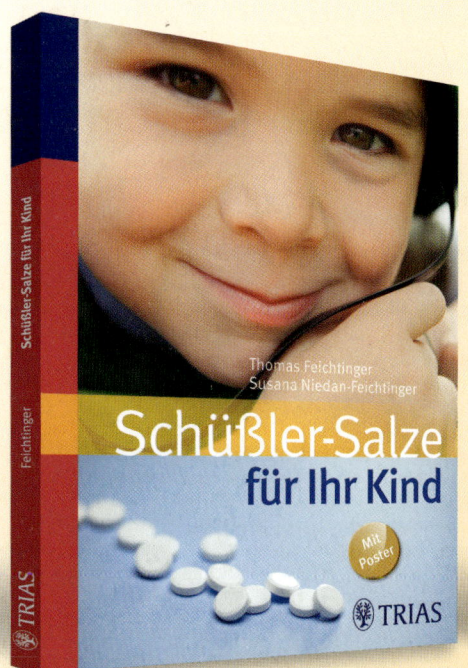

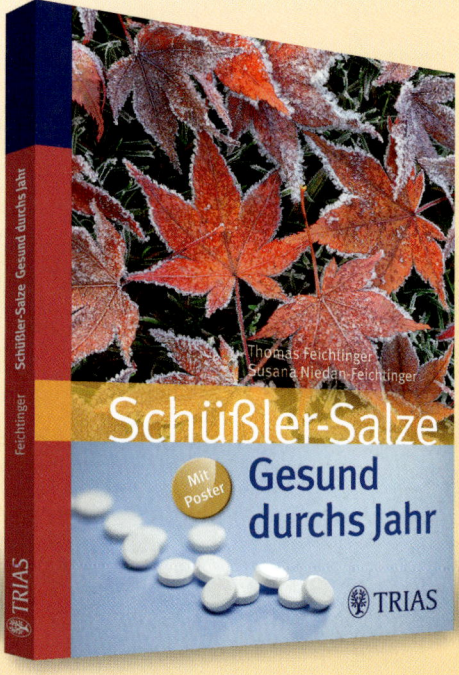

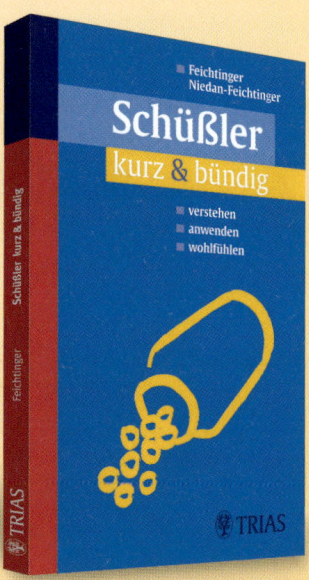

Vom Baby bis zum Teenager:
Schüßler-Salze helfen bei Erkrankungen und unterstützen Entwicklung und Wachstum
Schüßler-Salze für Ihr Kind
€ 14,95 [D] / € 15,40 [A] / CHF 27,50
ISBN 978-3-8304-2273-0

Heuschnupfen, Grippe & Co.:
Vorbeugen und heilen –
mit Spezial-Kuren für jede Jahreszeit
Schüßler-Salze: Gesund durchs Jahr
€ 17,95 [D] / € 18,50 [A] / CHF 33,-
ISBN 978-3-8304-3864-9

Der schnelle Einstieg:
Infos zu allen Salzen und Tipps zur richtigen Einnahme bei 600 Beschwerden
Schüßler kurz & bündig
€ 7,95 [D] / € 8,20 [A] / CHF 14,90
ISBN 978-3-8304-2241-9

In Ihrer Buchhandlung

Weitere Bücher zum Thema:
www.trias-verlag.de

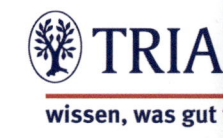

TRIA
wissen, was gut t

Preisänderungen und Irrtum vorbehalten. CHF unverbindliche Preisempfehlung